Hélène Lemaire
diététicienne nutritioniste

1001 secrets de Minceur

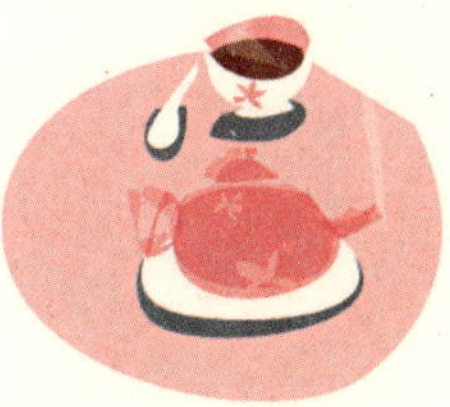

illustrations de

Helena Buono

ÉDITIONS FRANCE LOISIRS

Président : Antoine Duarte
Actionnaire principal : Reed Elsevier France

Composition : Maryse Claisse

Édition du Club France Loisirs, Paris
Avec l'autorisation de Prat Éditions

Éditions France Loisirs,
123, boulevard de Grenelle, Paris
www.franceloisirs.com

ISBN : 978-2-298-05084-4
N° éditeur : 65154
Dépôt légal : décembre 2011

Achevé d'imprimer en Italie par N.I.I.A.G., décembre 2011

À 5 ans, j'avais déjà mon premier livre de cuisine en main, et, juchée sur un petit tabouret, j'exécutais avec grand bonheur mes recettes sous l'œil attendri de ma mère et de ma « Grand-Marraine », une grand-tante qui m'a transmis sa passion et ses secrets. Manger bon et dans une atmosphère chaleureuse et conviviale a toujours été une priorité dans ma famille.

Durant mes études de diététique, j'ai donc eu beaucoup de mal avec la notion de privation et tout particulièrement en matière de perte de poids. Condamner une personne à un régime à vie, ou presque, sans sucre, sans gras et donc sans plaisir m'était tout simplement insupportable.

Alors, tout au long de ma vie professionnelle, je me suis formée à différentes techniques afin de pouvoir aborder la gestion du poids autrement et prendre en charge la personne dans sa globalité. Et le succès est au rendez-vous !

Dans ce livre, je vous transmets, avec un immense bonheur, tous mes secrets accumulés au fil des années afin que vous puissiez maigrir en mangeant bon tout en ayant une vie sociale normale et conviviale et qu'enfin votre poids de forme reste stable définitivement sans aucune restriction.

Hélène Lemaire

« Tordre le cou » aux idées reçues

Des kilos de recettes miracles

Grands débats sur les repas

Mes ennemis sont-ils mes amis… et inversement ?

Le corps en mouvement

Moi, mon bébé, mes kilos…

Manger, c'est vital

Tous ces poids… ça devient lourd !

Mon corps a faim… d'énergie

Manger, une nécessité pour la tête

Retrouver le plaisir de manger pour maigrir

Maigrir, mode d'emploi

Petit précis de comportement alimentaire

Toutes les chances de mon côté

À la recherche de mes sensations perdues

Je mange « bon » pour manger moins

Au menu : la paix avec les aliments

La langue des émotions

Pas de panique

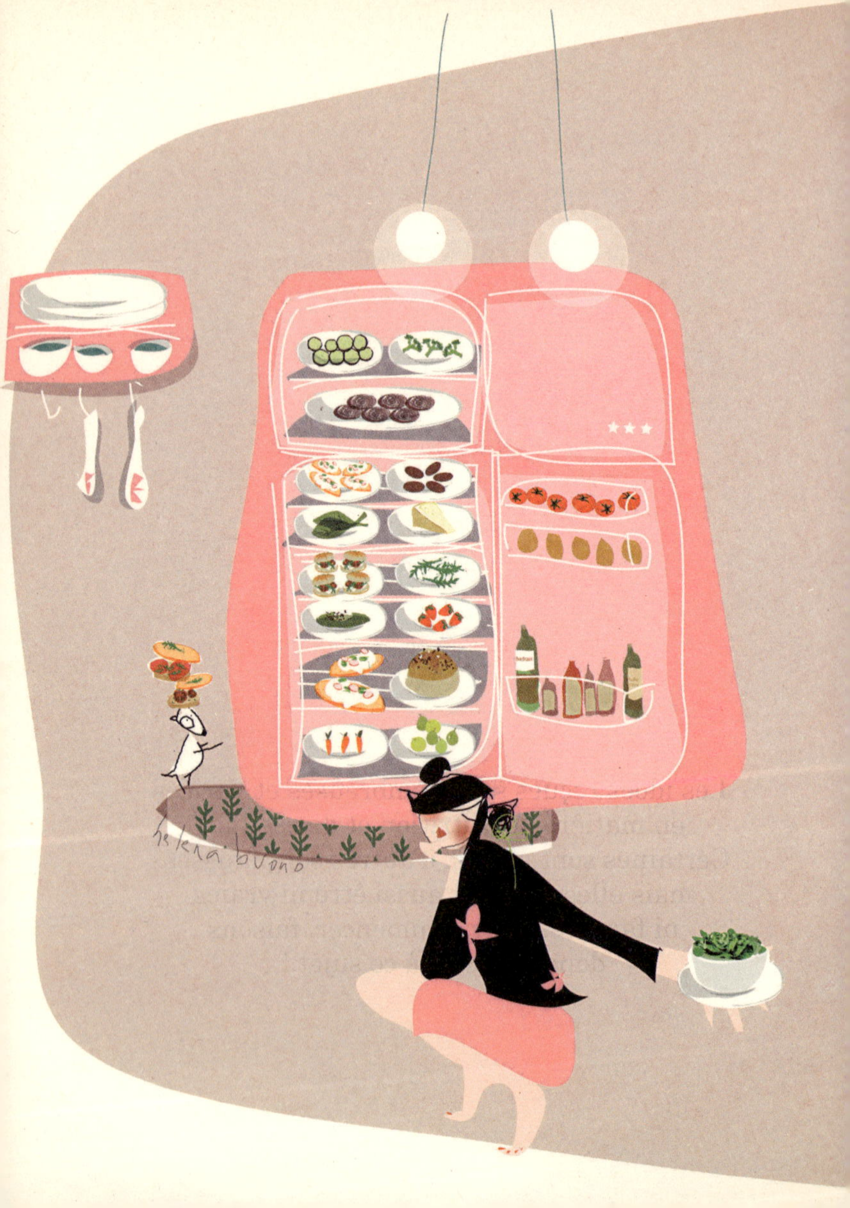
helena bueno

« Tordre le cou » aux idées reçues

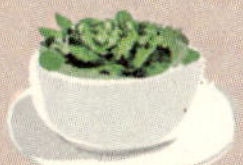

Les idées reçues sont nombreuses et variées en matière de nutrition et de régime. Certaines sont vraies, d'autres sont fausses, mais elles peuvent aussi être ni vraies ni fausses. Pour commencer, faisons donc un point à ce sujet !

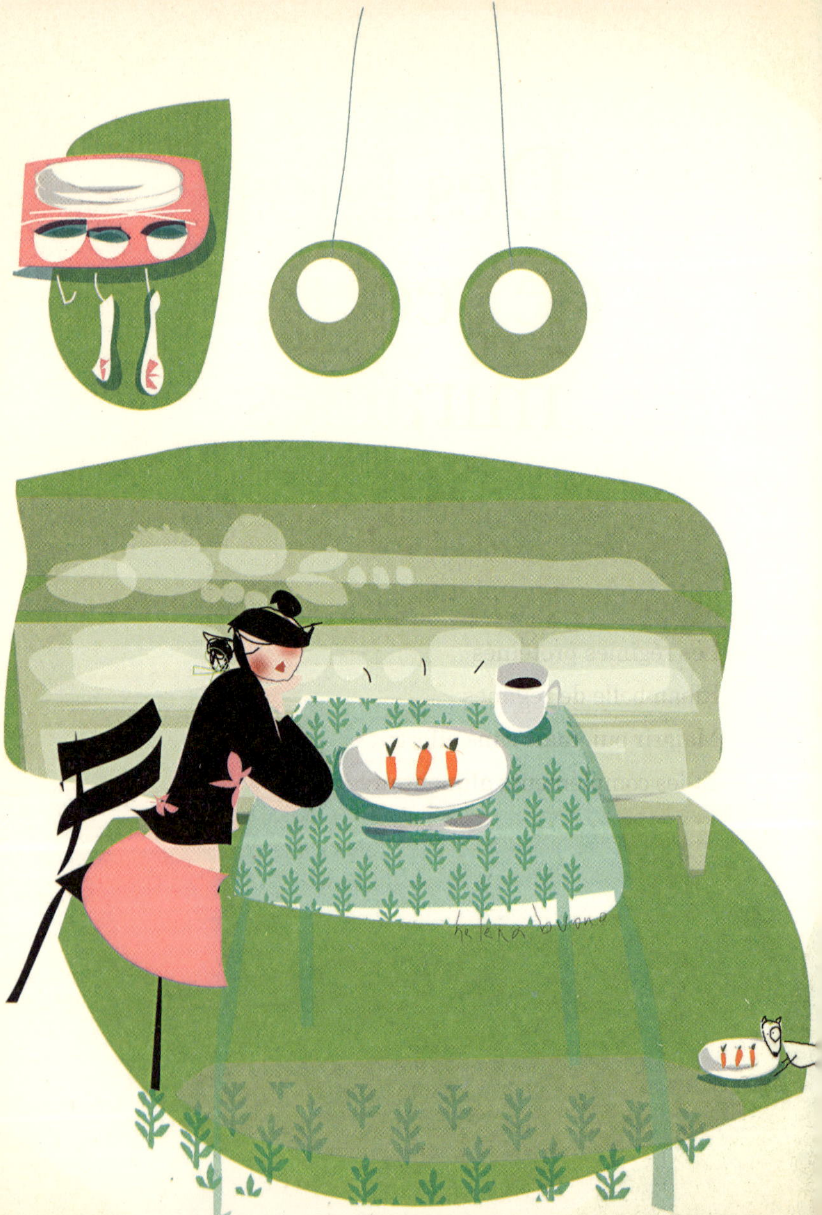

Des kilos de recettes miracles

Les régimes protéinés

muscles

« On ne perd pas de muscle en faisant un régime protéiné. »

F**aux,** car même si vous consommez beaucoup de protéines (viande, poisson, œufs, laitages ou sachets), ces régimes sont pauvres en calories et surtout en glucides. Votre corps va donc chercher à en fabriquer rapidement, surtout pour ***nourrir le cerveau*** qui ne sait « carburer » qu'au glucose. Le muscle est alors une proie facile et une cible privilégiée car ses propres constituants, les acides aminés, se transforment facilement en glucose. Ce système de secours efficace et rapide fait malheureusement «***fondre*** » vos muscles, entraînant fatigue et sensation de jambes « coupées ». Si en plus, vous vous mettez à faire une activité physique intense, ce qui est souvent le cas lorsque l'on suit ce type de régime, je vous laisse imaginer les dégâts !!!

illico presto

« Avec un régime protéiné, on perd vite. »

Ah oui, forcément, et je vais vous expliquer pourquoi. Au début, vous mobilisez le glycogène musculaire, c'est votre réserve de « sucre » dans les muscles, qui pèse environ 350 g. Mais la combustion du glycogène libère presque 3 fois son poids en eau. En vidant donc ces réserves de glycogène, vous vous allégez d'environ 1,5 kg. Ensuite vient le tour de la masse musculaire comme nous l'avons vu précédemment, soit environ 500 g. Vous voilà déjà avec 2 kg en moins sans avoir encore puisé dans le tissu adipeux ! Enfin, vos bourrelets vont être utilisés, à raison de 500 g environ la première semaine. Vous avez donc perdu au total environ ***2,5 kg***, chiffre annoncé et « garanti » dans la plupart des régimes. Mais attention ! Vous avez surtout perdu beaucoup de « maigre » et peu de « gras » ! Et malheureusement, la deuxième semaine n'est pas aussi rose puisque votre corps se sent en danger et se met en mode « fonctionnement économique ».

bonne humeur

« Avec un régime protéiné, on garde le moral. »

Un petit oui et un grand non. Oui mais c'est éphémère parce que vous perdez vite et qu'en l'absence de glucides, vous fabriquez des corps cétoniques (d'où votre haleine de chacal !) et que ces substances acides et dangereuses pour la santé ont au début un effet psychostimulant et coupe-faim. Par contre, ces régimes s'accompagnent bien souvent, dans un deuxième temps, d'une baisse de moral, d'un véritable coup de « blues » voire d'une dépression pour différentes raisons. Tout d'abord, vos papilles « saturent » complètement du goût des aliments protéiques ou des sachets car elles ont besoin de variété. Par ailleurs, vous commencez à manquer sérieusement de minéraux, oligo-éléments et vitamines, malgré d'éventuels compléments alimentaires. En effet, rien ne remplace la diversité des aliments, et ce sont ces micronutriments qui permettent la fabrication des neuromédiateurs, en particulier la ***sérotonine*** responsable de votre bonne humeur !

transit

« Manger beaucoup de légumes évite la constipation lors d'un régime protéiné. »

Malheureusement non, et nous allons le voir ultérieurement avec le rôle des fibres. Les fruits et légumes contiennent des fibres solubles qui ne sont pas très efficaces sur le transit. En effet, celles-ci ont la propriété de « fermenter » dans le côlon pour se transformer en substances très utiles au bon fonctionnement de notre intestin. Malheureusement, elles « disparaissent » et ne peuvent donc pas servir de ballast pour les selles. Ce rôle-là est joué par les fibres insolubles que l'on trouve dans l'enveloppe des céréales, c'est-à-dire dans tous les produits à base de farine complète. Or, dans ce type de régime, ces aliments sont rigoureusement interdits car ils contiennent des glucides. Avec une consommation excessive de légumes et de fruits, votre ventre ressemblera plus à un ballon (toutes les tailles sont possibles !) accompagné parfois de douleurs, spasmes et irritations qui peuvent provoquer ponctuellement une bonne diarrhée suivie à nouveau de constipation.
En conclusion, vous vous retrouverez avec ce que l'on appelle le ***syndrome du côlon irritable***.

santé

« Le régime protéiné n'est pas mauvais pour la santé. »

Ceci est faux : malgré tout ce qui se dit, les protéines consommées en excès perturbent et « encrassent » votre organisme. Le métabolisme des protéines entraîne la formation de différents ***produits toxiques*** qui perturbent le fonctionnement du foie, des reins et de l'intestin.

Tout d'abord, l'ammoniaque est directement éliminé par le rein en ion ammonium ou en urée, qui doit être préalablement fabriquée par le foie. Les protéines mal mastiquées et non digérées se retrouvent dans le côlon gauche où la flore de putréfaction les dégrade en produits hautement toxiques. Ces substances portent d'ailleurs des noms très évocateurs : putrescine, cadavérine, scatoles et autres produits soufrés (d'où l'odeur des gaz). Elles sont ensuite réabsorbées par la muqueuse intestinale, transportées jusqu'au foie afin de les rendre inoffensives – c'est ce que l'on appelle le phénomène de détoxification hépatique – puis elles finissent leur voyage *via* les reins pour être éliminées dans les urines. Ouf ! Mais quel travail pour ces trois organes et surtout pour le ***foie*** ! C'est déjà une véritable « usine » en temps normal, puisque quasiment tout ce que l'on mange ou boit passe par lui. Lors d'un régime protéiné, votre foie fait de nombreuses « heures supplémentaires », ce qui peut expliquer l'état nauséeux, barbouillé que vous pouvez ressentir alors.

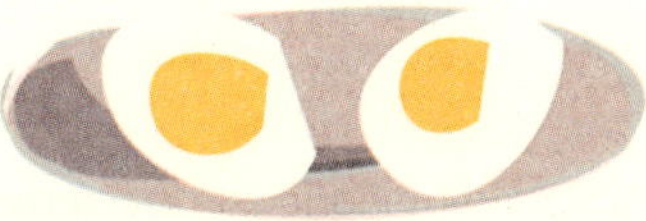

Ribambelle de régimes

avoir faim ou rien

« Je ne peux maigrir que si je m'affame. »

Non, certainement pas et c'est une bonne nouvelle. En effet, dès qu'il y a privation, le corps réagit et enclenche très rapidement le mode « économique ». Votre organisme se met à fonctionner au ralenti et utilise alors moins d'énergie pour les dépenses incompressibles que l'on appelle le métabolisme de base. Cette fabuleuse adaptation s'appelle l'instinct de survie, et il a permis à l'*homo sapiens* de faire face à toutes les situations de pénurie alimentaire. L'être humain est parfaitement programmé pour résister au manque. Dès qu'il est en manque, il ***stocke*** sans faire la différence entre une privation involontaire (famine, disette) et volontaire (régime amaigrissant). Cette adaptation est plus forte et plus rapide chez la femme, car c'est elle qui a la charge de perpétuer l'espèce (ce qui explique pourquoi elle maigrit plus difficilement et regrossit plus vite).

manger équilibré

« En mangeant équilibré, je perds du poids sans danger. »

Oui et non. En effet, oui ce n'est pas dangereux ; mais non, la perte de poids n'est pas assurée. Parmi les différentes techniques d'amaigrissement, les régimes hypocaloriques classiques prescrits par des nutritionnistes ou pratiqués en groupe sont en général relativement équilibrés – même si cette notion est assez subjective. Ces régimes sont donc moins nocifs pour la santé que ceux complètement farfelus ou carrément restrictifs. Les suppressions étant généralement remplacées par des ***modérations*** : pas trop de sucre, pas trop de graisses, pas trop de féculents, par exemple, mais cela reste tout de même des régimes dans le sens où les repas sont « normés » et les quantités imposées.

On se nourrit donc selon des règles externes exigées et non en fonction de ses propres signaux internes. Du coup, cela peut facilement nous faire manger trop ou pas assez puisque les quantités prescrites correspondent à des portions moyennes et non pas à nos besoins au jour le jour. Le « contrôle » alimentaire est moins fort, c'est vrai, mais il est permanent. En consultation, à la question « Avez-vous déjà fait des régimes ? », ces personnes répondent souvent « Non, pas vraiment, mais par contre ***je fais attention*** ».

soupes

« En mangeant de la soupe pendant une semaine, je maigris. »

Oui, évidemment, mais… En ne consommant que des légumes, mixés ou non, avec chou ou sans chou, vous pouvez maigrir sans aucun doute. Mais pour le coup, ce régime ne vous apporte ***aucune*** source de ***protéines***, car les légumes n'en contiennent qu'une quantité infime (1 g pour 100 g), et la fonte musculaire est rapide et parfois impressionnante, surtout chez les hommes.

Si consommer trop de protéines est néfaste (comme nous l'avons vu précédemment), ne pas en consommer du tout est encore bien pire ! Évitez donc absolument ce genre de régime ***nuisible à la santé***.

Ce qui peut arriver parfois, c'est qu'après un week-end gastronomique, une période festive ou tout simplement en rentrant de vacances, votre corps vous réclame une journée « soupe ». Il n'y a alors aucun risque à le faire, car votre système digestif a simplement besoin d'un « ***nettoyage*** » et de se mettre au repos après ces formidables bombances.

fruits

« J'ai maigri en ne mangeant que des fruits. »

Quelle absurdité ! Il existe, il est vrai, plusieurs régimes, bien souvent en provenance des États-Unis (qui ne sont jamais à cours d'idées en la matière), qui proposent une alimentation basée sur une consommation quasi-exclusive de fruits. Tout comme les régimes à base de soupes, elle provoque une carence totale en protéines, et si la perte de poids est spectaculaire, elle se fait toujours aux dépens de la masse musculaire. De plus, une nourriture trop riche en aliments crus est souvent mal tolérée sur le plan digestif. Il est en effet nécessaire de bien les mastiquer, car les fibres solubles contenues dans les fruits fermentent dans l'intestin, d'où la sensation de « ***ballonnement*** ».

Enfin, certaines personnes se sentent complètement « ***acidifiées*** » par de telles quantités de fruits, tout simplement parce que leur organisme n'arrive pas à neutraliser leurs acides (citrique, malique, tartrique). Cela peut entraîner, par exemple, une grande sensation de fatigue ou une frilosité excessive, même en plein été.

régime dissocié strict

« Dissocier les aliments est la seule façon de maigrir. »

Non, pas du tout ! Si tel était le cas, toutes les personnes qui mangent en associant les aliments, c'est-à-dire quasiment tout le monde, grossiraient ou seraient en surpoids ! En réalité, le fait de dissocier les aliments perturbe à la fois notre ***rythme alimentaire*** et notre ***métabolisme*** ce qui déclenche au départ un amaigrissement. Il existe plusieurs régimes dissociés, et le plus ancien (qui est aussi le plus néfaste), consiste à ne consommer qu'un seul aliment par jour mais à volonté. Par exemple, le lundi vous ne mangez que des fruits, le mardi que des œufs, le mercredi que de la viande… Cela est très perturbant sur le plan physiologique mais surtout psychologique, car il n'y a rien de tel pour vous lasser, voire vous dégoûter, que de manger la même chose pendant toute une journée. Forcément, vous maigrissez mais vous allez tout droit vers la déprime.

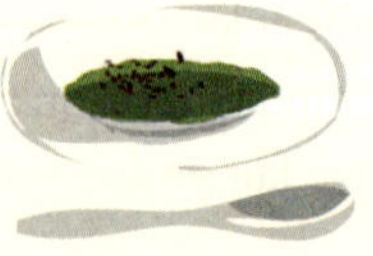

régime dissocié large

« Associer protéines et féculents fait grossir. »

Non, pas du tout. Il existe en effet d'autres régimes dissociés moins farfelus et moins dangereux que le régime dissocié strict. Certains interdisent de consommer au même repas des aliments riches en protéines avec des féculents. En soi, cette dissociation n'est pas dramatique car elle revient surtout à mieux répartir l'apport en ***protéines animales et végétales*** dans la journée, mais la rendre obligatoire est très contraignant et frustrant.

Cela vous interdit la consommation de tous les plats régionaux et nationaux : plus de blanquette de veau avec du riz ni d'aïoli, encore moins de couscous ou de paella. Vous ne pouvez pas, non plus, manger de pain avec le fromage. Tristounet tout ça, non ? Et puis, dans ces régimes, il y a toujours une interdiction formelle de consommer tous les aliments sucrés car ces « mauvais glucides » favorisent, soi-disant, le stockage sous forme de graisses. Physiologiquement, cela n'est pas faux, mais les phénomènes digestifs et les réponses hormonales sont tellement complexes et individuels qu'affirmer qu'une telle association systématique fait grossir reste ***très discutable***.

horaires fixes

« Manger certains aliments à certaines heures fait grossir. »

Sincèrement, non. Il est vrai que notre corps fonctionne selon une certaine chronobiologie, par exemple certaines substances sécrétées le matin nous réveillent et d'autres fabriquées le soir nous permettent de trouver le sommeil. De même, la digestion de certains aliments est plus efficace à des moments précis de la journée et selon l'activité des différents sucs digestifs. De là à dire que des aliments nous font grossir à telle heure et maigrir à telle autre, il y a un fossé ! D'ailleurs nos ***biorythmes*** nous sont ***très personnels***, que ce soit pour les repas, le sommeil ou l'activité physique. Nous connaissons tous des personnes qui sont plutôt du matin et d'autres plutôt du soir. Manger en suivant ce genre de règles vous éloigne encore une fois de vos signaux internes. Si vous avez très envie d'un fruit à 10 h alors que vous ne devez le manger qu'à 17 h, vous risquez, à force d'attendre, de ne pas en manger du tout ou, au contraire, d'en dévorer plusieurs. Vous risquez d'habituer votre corps à faire des réserves et à compenser la frustration car il lui faudra attendre 24 heures avant de pouvoir en « croquer » de nouveau !

manger sain

« On ne peut maigrir qu'en mangeant sainement. »

J'aimerais vous dire oui mais... c'est non. On peut réellement maigrir en mangeant n'importe quoi, des aliments industriels, très sucrés, très gras, comme des aliments bio, et même en s'alimentant de façon aberrante puisque la perte de poids ne dépend que de la ***quantité d'énergie*** ingérée. Il n'existe pas de calories de plume et de calories de plomb. En revanche, et j'espère vous en convaincre par cet ouvrage, je guide depuis des années mes patients vers une nourriture saine, simple, de terroir et même bio. Je les incite à cuisiner eux-mêmes, afin de s'impliquer totalement dans le fait de se nourrir, d'éveiller leurs cinq sens et de conserver les bienfaits des nutriments. Et puis, aller vers une alimentation produite dans le respect de la terre, de l'environnement, de l'homme et de sa santé permet de devenir en quelque sorte un consomm'acteur !

tartempion

« Tu devrais essayer le régime "tartempion", ça marche bien. »

Encore une fois non. Et pour conclure sur ce thème, tous les régimes quels qu'ils soient, protéinés, sans graisse, sans sucre, modérés en graisses et en sucre, dissociés, farfelus et même les plus sérieux vous feront perdre du poids, au moins au début mais toujours à court terme ! Malheureusement, en aucun cas, ils ne vous empêcheront de regrossir et ne ***réguleront votre poids à long terme***. Vous ne pouvez passer toute votre vie à contrôler en permanence tout ce que vous mangez. Et tant que vous suivrez des règles externes à votre corps qui vous éloigneront de vos sensations internes, vous ne pourrez pas être à l'écoute de votre faim et de votre rassasiement. Or, une chose est sûre, ce sont eux qui vous réguleront durablement.

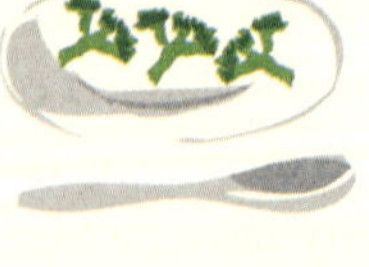

Maigrir oui, mais sans effort

liposuccion

« Si je n'arrive pas à perdre du poids en mangeant différemment, je ferai une liposuccion. »

Comment dire… la liposuccion, ou lipoaspiration, ne peut en aucun cas être comparée à un régime ! Il s'agit d'un ***acte chirurgical*** qui n'est pas anodin du tout, indiqué pour certaines personnes en surcharge de graisse localisée, sans surpoids ou après avoir maigri, mais à condition que leur poids soit stable depuis au moins six mois. La liposuccion consiste à aspirer une partie des cellules adipeuses, mais celles qui restent auront toujours la possibilité de se multiplier si votre alimentation est à nouveau trop abondante. Une liposuccion ne vous empêchera pas de regrossir et parfois aux mêmes endroits. Elle modifie l'aspect esthétique, et c'est bien, mais cela ne permet pas de maigrir. Alors, si vous avez eu recours à une telle intervention, profitez du bien-être ressenti par le remodelage de votre corps pour adopter une bonne hygiène de vie et une nourriture plus instinctive et plus saine !

acupuncture

« L'acupuncture fait maigrir. »

Non. L'acupuncture seule ne permet pas de perdre du poids. Elle peut cependant vous aider dans cette démarche si elle est pratiquée en complément d'autres méthodes. Elle fait partie de la ***médecine traditionnelle chinoise*** et se base sur une approche énergétique et globale du corps. Elle agit sur l'énergie circulante de notre organisme appelée Qi (il faut prononcer tchi !). Les aiguilles fines, piquées à la surface de la peau en des points précis du corps, régularisent la circulation du Qi.

Pour ce qui est du poids, l'acupuncture est surtout intéressante par son action sur l'équilibre nerveux, car si vous êtes plus calme, plus détendu et que vous dormez mieux, vous serez mieux ***à l'écoute de votre corps***. Elle peut également stimuler la circulation sanguine, les fonctions d'élimination, la digestion ou réguler le fonctionnement endocrinien. Bien pratiquée, l'acupuncture est très efficace et, je le précise tout de même, quasiment indolore.

homéopathie

« J'ai maigri très vite avec l'homéopathie il y a quelques années. »

C'**est malheureusement vrai.** Mais attention, les remèdes prescrits étaient des cocktails amaigrissants bourrés de molécules chimiques dangereuses (diurétiques, amphétamines, extraits thyroïdiens) dans lesquels étaient insérés quelques remèdes homéopathiques, histoire de faire passer la pilule et de rassurer faussement les patients. Cela a fait énormément de tort à cette médecine douce, or l'homéopathie, la « vraie », prescrite par des homéopathes compétents ne peut prétendre vous faire maigrir ainsi. Elle repose essentiellement sur deux fondements, la loi de la ***similitude*** et le principe de ***dilution***. C'est une médecine holistique, c'est-à-dire qu'elle traite la personne dans sa globalité.

L'homéopathie dérange, et pourtant, bien pratiquée, elle donne des résultats étonnants. Pour les questions de poids, l'homéopathie agit comme l'acupuncture, en ***accompagnement*** d'autres méthodes. Les remèdes prescrits seront adaptés et personnalisés en fonction de votre terrain.

massages

« Il existe certaines techniques de massage qui font maigrir. »

Non, les massages ne font pas maigrir dans le sens perdre des kilos, même si leurs ***bienfaits*** sont nombreux. On connaît leurs effets positifs sur le plan physique : ils relâchent les tensions, détendent, apaisent et soulagent. Le massage agit également sur un plan sensoriel, il accroît la conscience de notre corps et contribue à l'éveil de nos sens si l'environnement est adapté (huiles parfumées, musique douce, lumière tamisée). Sur un plan émotionnel, il permet aux émotions de « remonter », il facilite le « lâcher prise » et augmente l'estime de soi. Et ça, c'est toujours bon quand on fait un travail global sur son corps et son poids.

Il existe aussi certains massages pratiqués à l'aide d'appareils spécifiques, utilisant la technique du palper-rouler et qui agissent surtout sur un plan esthétique. Réalisés par des thérapeutes compétents, les massages peuvent vous aider à mincir, à diminuer l'aspect « peau d'orange » et à ***améliorer la circulation sanguine***, donc à vous sentir mieux dans votre corps.

sauna

« Le sauna fait maigrir. »

Non, le sauna ne fait pas maigrir, même si la balance accuse une perte de quelques centaines de grammes après une séance. Ce n'est pas du « gras » que vous avez perdu (en effet, les bourrelets sont toujours là) mais de la ***sueur***, donc de l'eau… que vous reprenez bien entendu dès que vous buvez. Il est d'ailleurs recommandé de boire après un sauna afin de compenser les pertes hydriques, pour ne pas avoir de « coup de chaleur » dû à la déshydratation et très dangereux pour la santé. Si votre médecin vous l'autorise, le sauna (chaleur sèche) ou le hammam (chaleur humide), sont idéals pour vous relaxer, diminuer les tensions, éliminer les toxines, stimuler la circulation sanguine et nettoyer la peau en profondeur. Un dicton finlandais dit « le sauna rend la femme plus belle ». Alors, pourquoi s'en priver ?

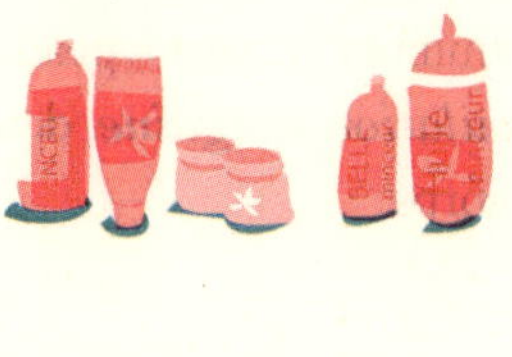

Et les compléments alimentaires alors ?

ça gonfle

« Sans un coupe-faim naturel, je n'y arriverai pas. »

Bien sûr que si vous pouvez y arriver, mais comme la minceur est un marché porteur, il existe toute une ribambelle de « coupe-faim » naturels. Malheureusement, naturel ne rime pas toujours avec inoffensif et efficace ! Ces coupe-faim sont en général à base de plantes ou de substances extraites de végétaux, riches en fibres solubles. Celles-ci ont un ***pouvoir hygroscopique***, c'est-à-dire qu'elles se gonflent d'eau dans l'estomac créant ainsi une fausse impression de satiété, qui s'approche plus d'un mécanisme de « remplissage ». Ce sont de véritables leurres car nous verrons que le vrai rassasiement ne passe pas par des sensations physiques mais par des sensations sensorielles. La prise de chaque gélule ou sachet doit être accompagnée d'un petit quelque chose (laitage ou fruit), une demi-heure avant chaque repas, car si l'estomac est vide, le produit n'a aucune efficacité. Vous vous retrouvez alors à manger toute la journée, tout ça pour avoir moins faim : quelle logique !

éliminer

« Si je ne prends rien pour éliminer, je ne pourrai jamais maigrir. »

Ceci est faux, car il ne faut pas confondre maigrir, c'est-à-dire perdre de la graisse, et éliminer de l'eau. La rétention d'eau est caractérisée par un « trop-plein » de liquide emmagasiné par l'organisme, provoquant des gonflements, le plus souvent dans les jambes, les pieds et les chevilles. Les femmes y sont les plus sujettes du fait de leurs fluctuations hormonales parfois très capricieuses ! Prendre des diurétiques classiques, sans avis médical, est ***très dangereux*** en raison des effets secondaires.

Les draineurs d'origine naturelle peuvent vous aider ponctuellement, mais ils ne traiteront pas la cause de votre rétention d'eau. Celle-ci peut venir du surpoids, d'un foie un peu trop « chargé », de perturbations hormonales avant les règles ou au moment de la ménopause… ou, comme c'est le cas fréquemment, d'une ***alimentation trop salée***. Alors, avant de vous ruiner en draineurs de toutes sortes, commencez par modérer votre consommation de sel, marchez plus régulièrement, évitez les bains trop chauds et les atmosphères surchauffées, buvez une eau peu minéralisée et uniquement en fonction de votre soif.

se tartiner

« Et les crèmes, est-ce que ça marche pour maigrir ? »

Plutôt non. Cette question revient souvent en consultation, en particulier au printemps ou au début de l'été. Les crèmes amincissantes ne vous feront pas perdre de poids même si certaines publicités peuvent le laisser entendre. Ont-elles vraiment un effet « ***perte en centimètres*** » comme l'annonce la publicité ? Je n'ai pas les compétences requises pour pouvoir me prononcer sur l'efficacité réelle des produits contenus dans ces crèmes.

Je pense néanmoins que le fait d'appliquer une crème tous les jours ou deux fois par jour a des effets positifs par le simple fait de masser. Le ***massage*** (avec ou sans crème) active la circulation du sang, améliore l'aspect « peau d'orange » des tissus et permet surtout de prendre conscience des contours de son corps. J'ai en effet quelques jeunes patientes étudiantes qui n'avaient pas les moyens d'acheter une crème et qui ont massé leurs zones « critiques » durant un mois, elles ont perdu autant de centimètres que ce qu'annoncent certaines publicités !

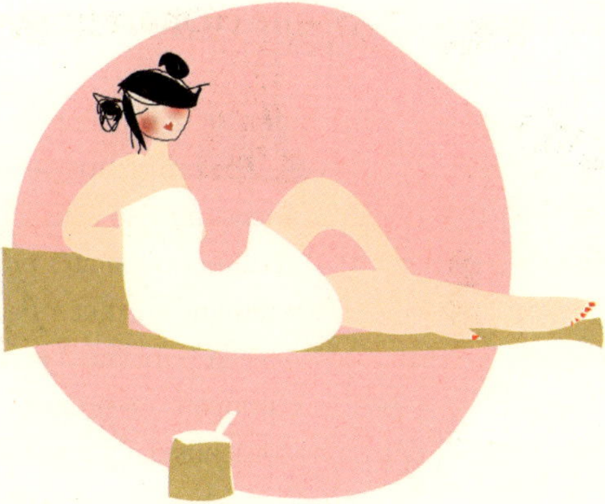

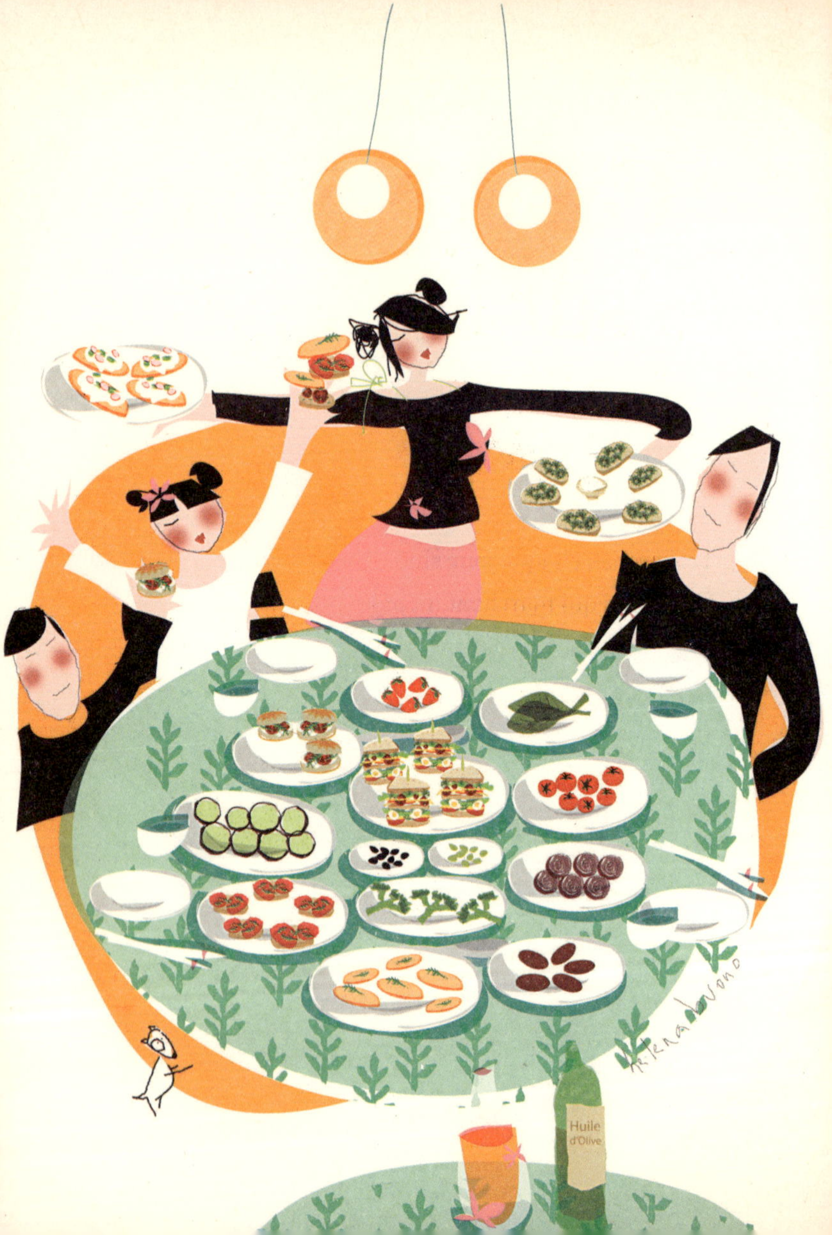
Huile
d'Olive

Grands débats sur les repas

Trois repas chaque jour sinon rien

le petit déjeuner

« Je dois manger le matin sinon je vais grignoter toute la journée. »

Non. C'est pourtant une idée reçue tenace, renforcée par le discours de nombreux médecins et diététiciens, tout simplement parce que c'est ce que l'on apprend durant nos études : pas de petit déjeuner et c'est le grignotage assuré ! Cet adage exprime la ***peur d'avoir faim***, et elle est en relation directe avec l'interdiction que l'on se fixe de manger entre les repas. En s'obligeant à manger le matin, on se rassure en faisant des réserves pour tenir jusqu'au repas suivant, même si notre corps ne nous réclame rien. Cette peur, qui démarre souvent avec le premier régime, est aussi transmise de génération en génération, par les mères ou les grands-mères, parfois même les deux. N'avez-vous jamais entendu autour de vous quelqu'un dire « Mais mange, sinon tu auras faim dans la matinée ! » ?

petit déj' à gogo

« Le matin, on peut manger tout ce que l'on veut car ce sera brûlé dans la journée. »

Bien sûr que non et je ne sais pas d'où vient cette idée mais elle est tenace ! Combien de personnes profitent de ce repas du matin pour « engloutir » littéralement (avec ou sans faim) des aliments considérés comme potentiellement « dangereux » pour leur poids, en particulier tout ce qui est viennoiseries et biscuits, mais aussi fromages et charcuteries. Comme vous le lirez tout au long de ce livre, ce ne sont pas ces aliments en soi qui vous font grossir, mais le fait d'en ***manger trop***. De plus, les aliments ne sont brûlés le matin que si votre corps réclame de l'énergie donc seulement si la sensation de faim est présente. Si vous n'avez pas faim et que vous mangez, forcément vous grossirez, que ce soit le matin ou à n'importe quel autre moment de la journée !

pas de saut

« Je mange matin, midi et soir car il ne faut jamais sauter de repas. »

Oui et non, en fait la réponse dépend de votre éventuelle sensation de faim et de la bonne définition de l'expression « sauter un repas ». Si vous avez faim, il faut effectivement prendre un petit déjeuner, déjeuner ou dîner.

Ne rien manger, par manque de temps par exemple, revient effectivement à sauter un repas, c'est-à-dire à ne pas manger alors que votre organisme le réclame. Outre les sensations inconfortables de la faim provoquées par la privation de nourriture, le corps aura tendance à ***faire des stocks*** au repas suivant, au cas où vous recommenceriez. En revanche, si vous n'avez pas faim, c'est que votre corps n'a besoin de rien et ne pas manger est la bonne attitude. Il n'y a aucun risque de stockage par ailleurs puisqu'il ne vous a rien demandé.

famille princière

« Petit déjeuner de roi, déjeuner de prince, dîner de pauvre. »

Oui pour certains et non pour d'autres. Tout le monde connaît en effet ce dicton que l'on a entendu de nos mères, de nos grands-mères ou des spécialistes de la nutrition. Cette phrase résume la répartition ***théorique*** des repas sur une journée. En Allemagne, on parle d'empereur, de roi et de mendiant ! J'ai moi-même utilisé cette phrase au début de ma vie professionnelle, d'autant plus facilement qu'elle correspond à mon rythme naturel. Puis, j'ai découvert en travaillant sur le comportement alimentaire que nos rythmes alimentaires ***naturels***, donc non influencés par des règles diététiques, sont très différents selon les personnes et que chacun pourrait presque se créer SON dicton personnel : « petit déjeuner de pauvre, déjeuner de roi et dîner de prince » ou « pas de petit déjeuner parce que naturellement vous n'avez jamais eu faim, déjeuner et dîner de roi »… Et vous, quelle est votre phrase ?

le quatre heures

« Le goûter est réservé aux enfants. »

Non, pourquoi ? Le goûter est une collation prise en fin d'après-midi, traditionnellement donné aux ***enfants*** et aux ***adolescents*** car il permet de compléter les apports nutritionnels plus importants lors de la croissance. En théorie, on l'« autorise » (ah, les règles !) aussi aux femmes enceintes et allaitantes, aux sportifs et aux personnes âgées. Mais bien sûr que tout le monde a le droit de faire un « quatre heures » s'il a faim, parfois parce que le repas de midi a été plus léger, ou bien la dépense énergétique plus importante, ou sans raison évidente et alors là, cela vous déstabilise complètement.

Rappelez-vous : ***si votre corps réclame***, arrêtez de vous torturer l'esprit et mangez, mais sans culpabiliser ! Le goûter est souvent un moment précieux de partage, de discussion, d'échange avec les enfants, de pause et de décompression après la journée de travail. Évidemment, il faut donc le prendre à table et sans la télévision.

rien le soir

« Quand je ne mange pas le soir et que je me pèse le lendemain matin, j'ai perdu du poids. »

Oui forcément, mais ce n'est pas une solution pour maigrir, d'autant que cela ne marche que ponctuellement. Et puis, tout dépend aussi de la raison pour laquelle vous n'avez pas mangé. Si vous n'aviez pas faim, vous avez eu raison de ne pas dîner, ***votre corps ne vous réclamait rien***, il n'avait donc besoin de rien. Vous avez bien été à l'écoute de votre corps et il a déstocké quelques-unes de ses réserves.

En revanche, si vous ***vous imposez de ne rien manger le soir*** au nom d'un quelconque régime et malgré la sensation de faim, il en va tout autrement. Vous constaterez une perte de poids le premier matin, mais rapidement votre corps se mettra sur la défensive et fera des réserves. Les matins suivants, non seulement aucune perte de poids ne sera à signaler, mais pire, vous observerez très vite une reprise de poids.

Des repas qui marchent au pas

week-end libre

« Faire attention toute la semaine permet de manger ce qu'on veut le week-end. »

Archi faux, et pourtant combien de mes patients ont suivi ce principe durant des années, sans aucun résultat sinon celui d'avoir un comportement alimentaire encore plus perturbé ! Ce principe est un bon exemple pour montrer comment, paradoxalement, le « ***contrôle*** » entraîne la « ***perte de contrôle*** ».

En faisant attention à ce que vous mangez du lundi au vendredi, vous n'écoutez absolument pas ni vos envies, ni vos besoins, et cela vous met dans un état de grande frustration. Quand arrive le week-end, patatras ! La frustration accumulée durant la semaine vous fait perdre le contrôle et là, faim ou pas faim, vous mangez de grandes quantités pour vous calmer, d'autant que « la permission » ne dure que deux jours. Après ce week-end de remplissage,

vous vous remettez au régime dès le lundi, la mort dans l'âme, en attendant le week-end suivant et ainsi de suite… Et vous voilà alors prisonnier d'une spirale infernale. Comme je l'explique à mes patients, la seule façon de vous en sortir est d'en finir avec la notion d'interdits alimentaires et avec toutes ces contraintes que l'on s'impose avec les régimes. Quand il n'y a plus d'interdits, donc plus de contrôle, il n'y a plus de risque de perte de contrôle.

à heures fixes

« Pour maigrir, il faut manger à heures fixes. »

Non, pas du tout, car on ne se nourrit pas avec une montre mais en fonction de ses sensations alimentaires. D'une façon générale, se mettre à table à ***heures régulières*** – et non pas à heures fixes, ce qui est pour moi complètement différent – permet à l'organisme de se préparer pour le repas, de retrouver plus facilement son rythme physiologique naturel et aussi favorise une certaine convivialité. J'ai bien dit « se mettre à table » et non pas manger ! Le rythme des repas obéit à des règles culturelles, mais ensuite le corps s'exprime et vous devez l'écouter.
En fonction de vos sensations alimentaires, vous mangerez alors un peu, beaucoup, passionnément ou pas du tout.

travail de nuit

« Quand je travaille la nuit, je me force à manger à l'inverse du jour pour ne pas grossir. »

C'est une erreur fréquente car on se dit que ce que l'on mange en étant éveillé est forcément brûlé… et bien non. Lorsque l'on travaille la nuit, il y a toujours des repos « de jour » qui alternent avec des périodes de travail « de nuit ». Il ne faut pas modifier son rythme car le corps a besoin d'une certaine régularité. Notre ***horloge biologique*** qui est réglée sur 24 heures, gouverne le rythme « veille – sommeil » mais aussi la température interne, la sécrétion de nombreuses hormones et des sucs digestifs, le rythme cardiaque et bien d'autres choses encore. Tous ces rythmes sont liés les uns aux autres et quand notre vie est régulière, il y a synchronisation des rythmes biologiques.

Lorsque les horaires sont décalés, il y a ***désynchronisation*** et cela perturbe non seulement le sommeil mais aussi les autres fonctions du corps, en particulier le rythme des repas. C'est pour cela que je conseille à mes patients de toujours conserver leur rythme de jour, qu'ils soient au travail ou de repos, et je les rassure, le petit déjeuner pris le matin avant de se coucher ne les fera jamais grossir.

fractionnement

« Si l'on fait des petits repas fréquents, on maigrit plus vite. »

Il est difficile de répondre à cette affirmation car c'est à la fois vrai et faux. Vrai parce que des études ont montré que le fractionnement des repas avait un effet positif sur l'équilibre glycémique ; comme le taux de sucre dans le sang est plus régulier, la ***sensation de satiété*** est plus longue et plus confortable, et les fringales de sucré quasi-absentes, ce qui permet une meilleure régulation alimentaire. Si fractionner vos repas correspond à votre rythme naturel ou vous aide à le retrouver, vous avez alors raison de manger ainsi. Mais si naturellement vous ne prenez que deux ou trois repas par jour, sans jamais manger quoi que ce soit en dehors, vous imposer de nombreuses prises alimentaires dans le but de maigrir risque de perturber sérieusement votre horloge interne et de vous inciter à manger plus qu'avant, ce qui risque d'avoir l'effet inverse.

stockage

« Tout ce que l'on mange après 17 h est stocké. »

Non, pas du tout, et heureusement d'ailleurs. Car si c'était vrai, pourquoi les gens qui goûtent

et dînent – et nous sommes un certain nombre dans ce cas-là – ne grossissent pas ? Et bien tout simplement parce qu'ils ajustent parfaitement la ***quantité d'aliments*** à leur sensation de faim. Parfois aussi, dans le même registre, on me dit en consultation :
« Mais je ne pourrai jamais maigrir car je mange trop tard à cause de mon travail ou celui de mon mari. » Heureusement que les travailleurs tardifs ne sont pas pénalisés à ce point !

Tant que vous respectez au mieux vos ***sensations alimentaires***, la perte de poids est bien sûr possible. Et puis si vous avez beaucoup de mal à attendre le repas, plutôt que de grignoter debout – ce qui est tout de même assez fréquent – asseyez-vous et faites une collation à l'heure qui vous convient, même un peu tard (au diable les principes et les règles !), afin de pouvoir tenir jusqu'à l'heure du dîner.

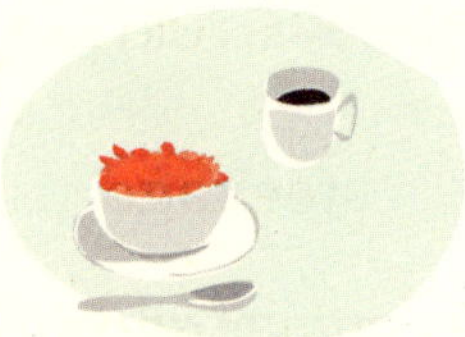

pas de rab

« Un principe simple pour maigrir : je ne me ressers jamais. »

Oui, mais… Bien souvent utilisé, ce principe n'est pas dangereux en soi car il n'est pas trop restrictif, mais il est surtout frustrant et vous éloigne encore une fois d'une bonne écoute de votre corps. Ce principe revient à imposer une quantité fixe à manger, c'est facile à suivre et cela vous arrange quand vous n'avez pas envie de vous prendre en charge. Le risque avec les ***portions moyennes***, c'est de finir tout de même son assiette alors que la faim a disparu et de sentir un manque le jour où l'on a une faim terrible.

C'est vraiment dommage, et puis imaginez la frustration si vous avez devant vous une entrée exceptionnelle, un plat délicieux ou un dessert fabuleux ! Finalement, vous finirez peut-être par vous resservir, et vous aurez raison car c'est du domaine de l'exceptionnel, mais malheureusement vous ne pourrez vous empêcher de ***culpabiliser***. Et oui ! frustration et culpabilité sont malheureusement les meilleures amies du monde !

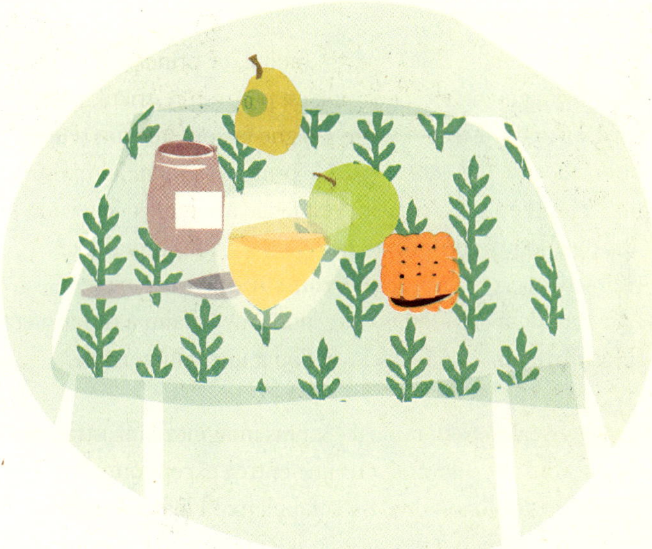

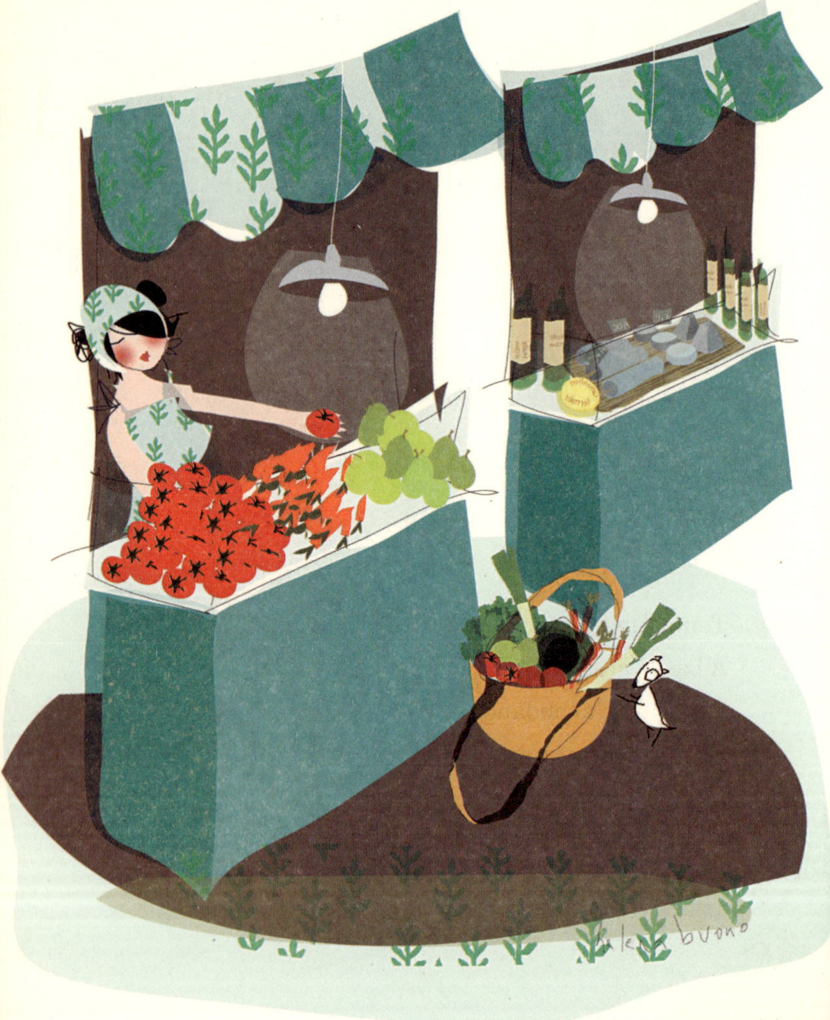
helena buono

Mes ennemis sont-ils mes amis… et inversement ?

Tentation du sucré

zéro sucre

« Il faut supprimer le sucre pour maigrir. »

Non seulement vous ne maigrirez pas, toutes les études et statistiques le prouvent, mais en plus vous allez déprimer ! Le goût sucré est en effet associé à la douceur et l'enfance, il nous rassure et nous détend mais seulement si on le considère comme un ami et non comme un ennemi. Ce sont les restrictions et la notion d'interdit qui créent des boulimies de sucre. En revanche, ce qui est vrai, c'est que la consommation excessive de sucre blanc est l'une des causes d'***obésité*** dans les pays industrialisés. Au début des années 1900, la consommation moyenne de sucre était de 8 kg par an et par habitant. Ce chiffre a littéralement explosé à partir des années 1950. En cause, bien sûr, l'émergence des différents sodas et autres boissons sucrées, mais aussi la grande diversité des produits sucrés.

Nos habitudes alimentaires ont aussi beaucoup changé, les industriels ne sont jamais à court d'idées. De plus, l'exposition permanente à la nourriture ne peut que favoriser les ***grignotages fréquents***. Depuis quelques années en France, la consommation semble se stabiliser aux alentours de 35 à 38 kg par an et par habitant, ce qui n'est pas le cas dans d'autres pays comme les États-Unis. Il n'est pas question de diaboliser ces produits mais de prendre conscience des besoins réels de notre corps et de ne pas se laisser piéger par un attrait visuel ou publicitaire.

adieu chocolat

« Le chocolat fait grossir. »

NON, et c'est bien écrit en « gras » et en majuscules, comme tous les autres aliments qui ne font ni grossir ni maigrir ! Mais le chocolat fait partie de ces aliments puissants sur un plan ***symbolique***, qui nous font voyager dans des souvenirs heureux et réconfortants, liés ou non à notre enfance. Il est associé aux anniversaires, aux fêtes de Pâques ou de Noël, ou tout simplement au goûter de tous les jours comme la fameuse tartine de pain beurrée et saupoudrée de chocolat en poudre.

En réalité, le chocolat ne peut que vous aider à maigrir car c'est un ***aliment plaisir*** par excellence et nous verrons que plus le plaisir gustatif est grand, moindre est la quantité consommée. Le chocolat est un aliment rassurant, relaxant, calmant et si l'on préfère le chocolat noir, il est aussi antioxydant donc antivieillissement (youpi !), tout en étant également dynamisant, euphorisant, psychostimulant et même aphrodisiaque ! Alors pourquoi s'en priver ? D'ailleurs, lorsque je propose à mes patients de travailler sur les 5 sens en faisant une dégustation avec l'aliment de leur choix, ils arrivent neuf fois sur dix à la consultation suivante avec… du chocolat, et je m'en réjouis !

fin du repas

« Manger les fruits à la fin du repas fait grossir. »

N**on,** mais ils peuvent faire « gonfler » le ventre. C'est désagréable, surtout si vous portez des vêtements serrés, douloureux parfois, obligeant à déboutonner sa jupe ou son pantalon ce qui procure souvent une impression de grossir à vue d'œil.

Les fruits contiennent en effet différents acides qui ont tendance à fermenter avec le reste du repas, entraînant des gargouillis ou des ballonnements, d'autant plus fréquemment que les fruits sont mangés crus, qu'ils sont acides au goût et bien sûr pas assez ***mastiqués***. Ah, la mastication, toujours la mastication ! Alors, si vous êtes sujet à ce genre de désagrément, il est préférable de terminer le repas avec des fruits cuits ou des compotes car leurs fibres sont ramollies par la cuisson et mieux tolérées. Vous pouvez alors consommer les fruits crus en dehors du repas.

pomme

« Si j'ai un creux, je peux manger des pommes à volonté. »

Q**uelle drôle d'idée !** Ah ! ces pommes ! Si vous avez un creux, mais un vrai, et que l'aliment qui vous attire est la pomme, alors d'accord vous avez tout bon. Si par contre vous avez toujours un vrai creux mais que vous mourez d'envie d'un rocher au chocolat, croquer une pomme ne calmera en aucun cas votre envie de chocolat, qu'elle soit ***physiologique*** ou ***psychologique***. Manger des aliments non caloriques n'enlèvera jamais l'envie d'aliments caloriques et soi-disant grossissants.

Cette stratégie « d'évitement » vous incite à manger de grandes quantités de nourriture faussement rassurante qui ne vous rassasient jamais complètement puisqu'il manque le plaisir. Au lieu de manger le rocher praliné tant désiré, vous « engloutissez » moult pommes et yaourts allégés, pain azyme et je ne sais quoi encore, histoire de détourner votre attention, mais ça ne marche pas. Et si jamais vous décidez de passer à l'acte, vous dévorez le rocher vite fait bien fait, sans aucun plaisir gustatif avec, par contre, un fort sentiment de culpabilité. Conclusion : si vous avez envie d'un aliment spécifique, allez-y sans vous poser de questions, mais alors asseyez-vous et ***dégustez-le***.

banane

« Les pommes font moins grossir que les bananes. »

Non, bien sûr. En effet, il n'existe ni aliments qui font grossir, ni aliments qui font maigrir. Certains sont plus caloriques que d'autres, et dans le cas des fruits, leur teneur en sucre peut être très variable. La ***compétition banane/pomme*** m'a toujours agacée, surtout lorsque je pense au nombre de pommes ingurgitées dans tous ces régimes, sans aucun plaisir sinon celui de se donner soi-disant bonne conscience ! En réalité, à portion égale, la banane est moins énergétique que la pomme. Eh oui… et même si les calories ne sont pas un problème, je trouve toujours intéressant de le souligner pour montrer à quel point les régimes sont aberrants dans leur principe.

La banane apporte certes plus de glucides pour 100 g, environ 20 g de glucides contre 13 g pour la pomme, mais la ***portion*** est toujours plus petite. En effet, une banane moyenne, sans la peau bien entendu, pèse environ 100 g alors qu'une pomme fait facilement 180 à 200 g. Sur le plan nutritionnel, ces fruits sont intéressants tous les deux et il faut donc les choisir en fonction de ses envies. La banane « cale » peut-être davantage et a un grand atout « affectif ». Liée au souvenir de notre enfance, elle est par définition rassurante.

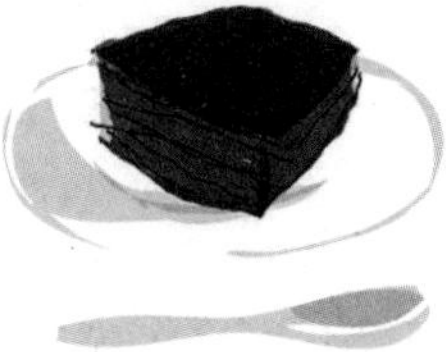

À bas le gras ?

calories

« Les aliments gras font grossir car ils sont caloriques. »

Non, les calories en général, qu'elles soient issues « de gras » ou « de sucre » ne font grossir que si elles sont absorbées en quantité excessive. Les aliments gras nous attirent et rassurez-vous, c'est normal. Ils sont moelleux et agréables en bouche, on dit qu'ils sont ***palatables***. Par exemple, un fromage au lait cru doit son bon goût et sa texture crémeuse à sa teneur en matières grasses naturellement élevée, rien à voir avec un fromage allégé « cartonneux ». Et c'est tant mieux, car si nous n'étions attirés que par les légumes et les fruits, l'espèce humaine aurait disparu depuis bien longtemps ! Nous aimons toujours les aliments « riches » parce qu'ils permettaient à nos ancêtres de survivre et nous avons gardé cette mémoire ancestrale.

œufs

« Tous les œufs se valent. »

Non, on ne peut pas mettre tous les œufs dans le même panier. Il existe différents modes d'élevage des poules que l'on peut repérer grâce ***aux chiffres inscrits sur les œufs*** à l'encre rouge. Plus le chiffre est petit, meilleure est la qualité. Les œufs n° 2 et 3 sont industriels, les poules sont enfermées et ne voient jamais le jour ; les œufs n° 1 proviennent de poules élevées en partie à l'extérieur comme pour les œufs n° 0. Mais pour ces derniers, les poules ont une nourriture bio. Bien que j'entende régulièrement le contraire de la part de nutritionnistes connus et médiatisés (à croire qu'ils n'ont jamais mangé ou cuisiné un œuf de ferme ou bio), le mode d'élevage influence la qualité nutritionnelle et le goût des œufs.

Les deux différences majeures sont d'abord la richesse en ***antioxydants***, et en particulier en carotène qui donne au jaune une couleur plus foncée, plus orangée car la poule est nourrie avec des aliments frais et colorés qui en contiennent. Ensuite, si la quantité de lipides est toujours la même quel que soit le mode d'élevage, la teneur en graisses insaturées, donc bénéfiques pour la santé, est bien supérieure quand la poule est élevée en plein air et bien nourrie, car elle picore naturellement de l'herbe qui renferme des ***oméga 3***. Et puis, honnêtement, ce goût merveilleux… rien à voir avec les œufs industriels !

blanc d'œuf

« Il ne faut manger que le blanc des œufs car ce sont des protéines maigres. »

P**as vraiment, non.** Ce sont effectivement des protéines pures accompagnées de quelques minéraux, mais ne manger que le blanc revient à se priver des bons nutriments de l'œuf entier. Les protéines de l'œuf sont les mieux équilibrées. Elles sont la protéine de référence car elles apportent, dans une juste proportion, tous les acides aminés essentiels que nous ne savons pas fabriquer et dont nous avons besoin, mais uniquement si l'on consomme le blanc ***et le jaune***.

Combien de personnes au régime se « shootent » littéralement aux blancs d'œufs pour maigrir, certains régimes préconisant par exemple une omelette faite avec 6 blancs d'œufs et 1 jaune au petit déjeuner… Beurk ! ***Aucun résultat durable*** sur la perte de poids n'est à signaler bien entendu, mais vous vous retrouvez avec un bon écœurement des œufs !

jaune d'œuf

« Il faut jeter le jaune car c'est plein de gras. »

Aïe ! aïe ! aïe ! quel malheur ! Surtout ne faites pas cela car la partie la plus intéressante nutritionnellement est dans le jaune. Il contient des ***protéines*** de qualité qui équilibrent celles du blanc, du tryptophane qui est l'acide aminé essentiel le plus rare et le plus fragile et qui permet la synthèse de la sérotonine responsable de notre bonne humeur, de bons lipides insaturés (mais seulement si on a acheté de bons œufs), du cholestérol – mais ce n'est pas un problème –, du phosphore, du soufre, du fer, des vitamines diverses et variées (A, D, E et tout le groupe B) et aussi de nombreuses substances antioxydantes qui vont protéger du vieillissement nos yeux (lutéine), notre peau (carotènes) et nos artères (cystéine, lécithines)…

Pour profiter au mieux de tous ces bienfaits, il faut donc consommer l'œuf en entier. Le blanc doit être cuit ou battu en neige, car s'il est cru notre intestin ne l'assimile pas, et le jaune encore liquide pour que le tryptophane et les vitamines ne soient pas en partie détruits par la chaleur. Les recettes idéales pour profiter de ses bienfaits sont l'œuf ***coque*** ou ***poché*** ou ***au plat*** ou alors… la mousse au chocolat maison (jaunes crus et chocolat fondu avec les blancs en neige !). Mais ne vous limitez pas à ces quelques idées de préparation car le jaune cuit n'est pas toxique et toutes les recettes sont possibles.

cholestérol

« Manger des œufs donne du cholestérol. »

Et bien non, en vingt-cinq ans de carrière, je n'ai jamais vu d'hypercholestérolémie (pardon, mais c'est le terme exact) due à une consommation importante d'œufs… Par contre, à une consommation trop importante de fromages, de charcuteries, de viande ou à la « malbouffe » en général, ça oui. Pourquoi ? Parce que le cholestérol provenant des aliments ne représente que 15 % de celui présent dans notre organisme et que nous fabriquons les 85 % restants au niveau de notre foie. Si le jaune est riche en cholestérol, il apporte par ailleurs – mais seulement si l'œuf est de bonne qualité – d'autres ***substances bénéfiques et protectrices*** comme la lécithine, la cystéine, des antioxydants et des oméga 3 qui participent activement à la régulation de son taux dans le sang et aussi plus largement à la protection cardio-vasculaire.

Je vais même vous confier un de mes secrets : si vous aimez les œufs, mangez-en un à la coque le matin le plus souvent possible et cela vous aidera à normaliser votre ***bilan sanguin***. Non, non, ce n'est pas une blague ! Le foie fabrique le cholestérol le matin et si vous en avez « mangé » au petit déjeuner, il va s'en servir en priorité. Une consommation régulière aura pour effet de freiner progressivement la fabrication interne.

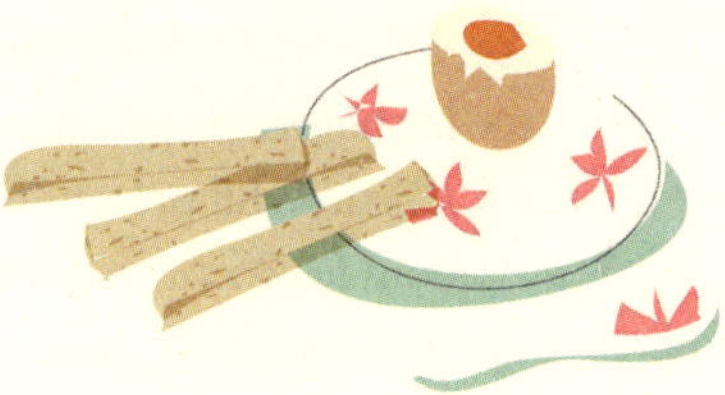

De l'eau en abondance

trop

« Plus on boit d'eau, plus on maigrit. »

Pas vraiment, non, et cela peut même provoquer l'effet inverse. L'eau que l'on ingère est éliminée principalement par les urines grâce au travail des reins. Si d'un jour à l'autre, vous vous mettez à en boire de grandes quantités, votre rein sera complètement désorienté, il ne saura plus où donner de la tête pour éliminer toute cette eau et du coup vous en stockerez une partie. Cette surhydratation peut alors provoquer des œdèmes dans tout le corps avec une l'impression d'être « ***tout gonfle*** » comme on dit à Marseille. Le seul moyen pour que tout rentre dans l'ordre est de diminuer très fortement l'apport hydrique afin que le rein reprenne son rythme quotidien et élimine le trop-plein. Ensuite, continuez à boire mais d'une façon plus physiologique.

La plupart des régimes vous imposent des quantités astronomiques d'eau, bien sûr pour éliminer les déchets provenant de l'excès de protéines, mais aussi pour vous donner une impression de remplissage. Votre corps est ***plus intelligent*** que l'on ne vous laisse croire. Il fait tout de même la différence entre de l'eau et des aliments énergétiques, et des litres de liquide ne calmeront jamais une véritable faim.

pas assez

« Je ne maigris pas car je ne bois pas assez. »

Oui, parfois. Cela peut arriver car un apport hydrique insuffisant peut entraîner une légère déshydratation. Vous vous sentez fatigué car le rein a du mal à faire son travail normal d'élimination des toxines, des toxiques, des acides et des minéraux, faute de ce merveilleux solvant qu'est l'eau. Perdre du poids, même sans faire de régime farfelu, augmente la quantité de déchets en général. Alors, entre boire trop et ne boire quasiment rien, il y a un ***juste milieu*** qu'il vous faut impérativement trouver.

Un secret pour y arriver : compter chaque jour le nombre de fois où vous allez aux toilettes. ***4 à 7 fois***, c'est bien, mais pas plus et pas la nuit (sauf une fois de temps en temps). Et puis, la couleur est importante aussi. Je sais, avec les blocs WC qui rendent l'eau bleue, c'est difficile ! L'urine doit être ***jaune clair*** : si elle est plus foncée, vous ne buvez pas assez ; si elle est très claire, il faut diminuer les quantités.

coupe-faim

« Quand j'ai faim, je bois de l'eau et ça passe. »

Dans certains cas, si votre faim est calmée par de l'eau qui n'apporte aucun nutriment énergétique, c'est que ce n'était pas une « vraie » faim, c'est-à-dire celle déclenchée par une baisse de « carburant », mais plutôt une sensation physique de ***manque***, provoquée par diverses émotions comme par exemple la peur, la colère ou le chagrin.
Le soulagement de l'émotion est obtenu par le remplissage de l'estomac, que ce soit avec de l'eau ou des aliments énergétiques, le but étant simplement de combler le vide.

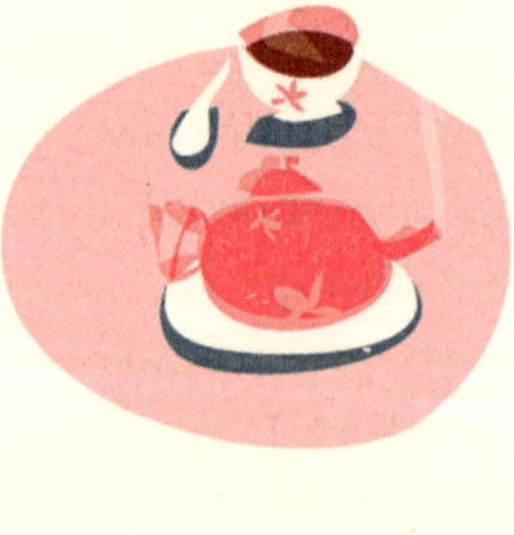

Et l'alcool dans tout ça ?

zéro alcool

« Il faut arrêter de boire de l'alcool pour maigrir. »

Non, car à doses modérées, l'alcool ne fait pas grossir. L'alcool apporte des calories (7 kcal/g) et possède donc un pouvoir rassasiant tout comme les aliments. Mais attention, la plupart des boissons alcoolisées sont dépourvues de nutriments, elles ne peuvent en aucun cas remplacer les aliments. Si vous êtes bien à l'écoute de vos sensations, un verre de vin, une coupe de champagne ou un whisky pris en apéritif ***modère votre appétit***. Mais si vous n'êtes pas à l'écoute, vous mangez tout autant au repas, donc trop, et c'est ainsi que vous grossissez. Si une consommation modérée de vin ou de bière peut avoir des effets bénéfiques sur la santé, il ne faut pas oublier que l'alcool peut devenir très vite dangereux dès lors que la consommation est importante et régulière. Donc prudence et modération ! Sachez rester dans le ***plaisir*** d'un apéritif en bonne compagnie ou d'un verre de vin en accompagnement d'un bon petit plat.

kilos et « demi »

« La bière fait plus grossir que le vin. »

Plutôt oui, mais tout dépend de la fréquence et de la quantité consommée. Une bière (25 cl) bue avec plaisir et de temps en temps n'a aucune incidence sur le poids et apporte même des éléments nutritifs comme des levures riches en vitamines du groupe B, des minéraux, des oligo-éléments, des antioxydants et bien sûr des glucides. Mais ces derniers ont un index glycémique plus élevé que le sucre blanc, donc si la bière est consommée régulièrement, en grande quantité et surtout en dehors des repas, elle aura tendance à favoriser la prise de poids, en particulier autour du ventre. La bière est une boisson alcoolisée et doit donc être bue avec modération. Privilégiez les bières artisanales et le conditionnement en bouteilles car la qualité et leur goût sont bien meilleurs. Et puis, si vous aimez la bière, rien de tel qu'un bon « demi » en terrasse entre amis et au soleil pour se sentir (presque) en vacances !

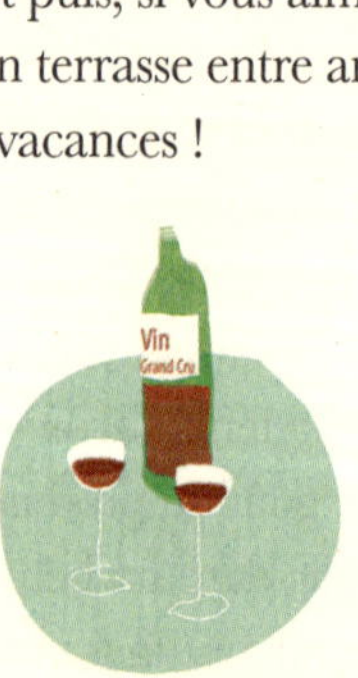

Les « allégés »... que du flan !

du vent

« Les produits allégés, c'est bon pour la ligne. »

Pas vraiment, non, car depuis quelques années, de nombreux produits allégés ont vu le jour, et leur nombre ne cesse d'augmenter : allégés en sucre, allégés en graisses, sans sucre, *light*, zéro... Pourtant, les problèmes de poids sont toujours là et même en constante augmentation. Les produits allégés sont théoriquement plus ***légers en calories***, et encore, la différence est souvent infime voire inexistante, comme pour le chocolat.

Par contre, ils sont ***très lourds en additifs*** de toutes sortes car il faut bien essayer d'imiter l'aspect et la texture du « vrai » produit et la liste suivante n'est malheureusement pas exhaustive : émulsifiants divers et variés pour donner de la tenue, arômes pour renforcer ou essayer de retrouver le goût du produit d'origine (arôme « beurre », par exemple, dans un beurre allégé), colorants pour redonner de la couleur (un flan allégé est coloré en jaune pour faire croire qu'il contient de l'œuf), édulcorants de synthèse (aspartame, acésulfame-K, sucralose) pour « sucrer » mais sans calories, édulcorants de charge comme les polyols (maltitol, xylitol, sorbitol, lactitol) pour la texture et le goût… Que de substances inutiles et bien souvent néfastes pour notre santé !

Et puis, même si les industriels manipulent de mieux en mieux la chimie, rien ne remplacera le ***produit original***. Ces produits allégés ne seront jamais réellement agréables au goût car nos papilles sont flattées d'abord par le gras, ensuite par le sucre et certainement pas par des molécules chimiques, nous le verrons.

faux sucres

« En utilisant des édulcorants, je vais maigrir plus facilement. »

Non, et pour preuve : depuis l'autorisation de la commercialisation des édulcorants en vente libre à la fin des années 1980, et surtout de leur introduction dans les ***produits industriels***, le nombre de personnes en surpoids n'a cessé d'augmenter.

Les ***édulcorants*** sont des molécules chimiques qui possèdent un goût sucré mais qui n'apportent aucune calorie. Le problème, c'est que nos papilles ne savent pas faire la différence entre du vrai et du « faux » sucre et sont complètement dupées par ces substances. Notre corps va alors se comporter comme s'il devait assimiler de vrais glucides, stimuler tout le système digestif et particulièrement la sécrétion d'insuline qui fait baisser le taux de sucre dans le sang. Ces produits ne contenant aucun glucide, vous vous retrouvez donc en hypoglycémie faute de sucre, ce qui vous donne faim et vous incite à manger. Chez les gros consommateurs d'édulcorants cela peut même se faire de façon compulsive.

A force d'absorber ces substances, votre organisme devient méfiant dès qu'il rencontre le goût sucré. Il ne sait jamais à qui il a affaire, le vrai ou le faux ? Il a alors tendance à sécréter régulièrement moins d'insuline et cette ***résistance à l'insuline*** peut parfois entraîner des perturbations de l'équilibre glycémique. Super !

inoffensifs ?

« L'aspartame n'est pas dangereux. »

Bien sûr que si, malgré les ***discours contradictoires*** qui nous embrouillent. Que de controverses à son sujet ! Certaines études (pas toujours indépendantes !) attestent de son innocuité, d'autres reconnaissent un danger certain.

L'aspartame est un ***produit de synthèse***, un additif (E951) et n'est en rien naturel même si deux de ses composants sont des acides aminés et se trouvent dans notre alimentation courante. Il est formé de trois constituants : 40 % d'acide aspartique, 50 % de phénylalanine et 10 % d'ester de méthyle. Ce dernier se transforme à 30 °C dans notre organisme en méthanol (alcool de bois) puis en formaldéhyde (formol), acide formique et DKP, tous puissamment toxiques, particulièrement au niveau du cerveau.

On reconnaît à l'aspartame jusqu'à ***92 effets secondaires*** dans de nombreux pays ! Alors arrêtons de nous voiler la face, l'aspartame ainsi que les autres édulcorants de synthèse, acésulfame-K (E950), cyclamates (E952), saccharine (E954), sont des substances potentiellement dangereuses, et encore plus si elles sont mélangées entre elles comme dans les sodas ou les chewing-gums.

Les édulcorants de synthèse sont donc ***à bannir totalement*** de notre alimentation quotidienne tout particulièrement en cas de grossesse et d'allaitement, ainsi que de celle de nos enfants. Revenons tout simplement à des aliments sucrants naturels, à la fois bons au goût et pour la santé.

naturel

« La stevia est un édulcorant naturel qui est sans danger. »

Sans danger peut-être pour la santé physique, mais pas pour le ***comportement alimentaire***. Toute substance au goût sucré, mais n'apportant aucun glucide ni aucune calorie, aura tendance à perturber nos papilles gustatives et donc nos sensations de faim et de rassasiement.

La stevia (Stevia Rebaudiana) est une plante originaire d'Amérique du Sud, naturellement sucrée avec un goût assez prononcé de réglisse. La stevia verte, qui provient des ***feuilles broyées***, a un pouvoir sucrant 15 fois supérieur à celui du sucre. On peut l'utiliser dans certaines recettes de dessert car elle donne un petit goût de réglisse délicieux.

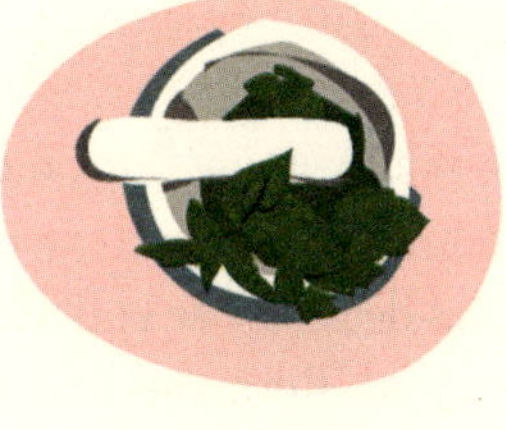

La stevia blanche, la plus vendue, est un produit bien différent du produit naturel puisqu'on a isolé le principe sucrant, la rebaudioside A (ou reb A) et il ne reste plus rien de la plante d'origine. Son pouvoir sucrant est très élevé, 300 fois supérieur à celui du sucre, et son goût ressemble aux édulcorants de synthèse. Personnellement, je déteste les « ***faux aliments*** » et tout particulièrement les édulcorants, parce que je ne vois aucun intérêt à les utiliser, même chez le diabétique à qui on peut conseiller des aliments sucrants naturels mais toujours insérés au cours du repas pour qu'ils soient assimilés lentement. D'ailleurs, je peux vous dire que la plupart des diabétiques ne sont attirés par le sucre que parce qu'on le leur interdit ! Il suffit de leur redonner la possibilité d'en consommer pour que l'envie diminue voire disparaisse complètement !

faux amis

« Il est possible de boire des sodas au cola "light" à volonté car ils ne font pas grossir. »

Oui, MAIS… En effet, dans un premier temps, vous ne grossirez pas puisque ces boissons ne contiennent pas de sucre donc aucune calorie. Mais les édulcorants de synthèse qu'elles renferment perturbent dans un deuxième temps le comportement alimentaire en augmentant les hypoglycémies, et donc la faim et les pulsions sucrées. Et puis surtout, ces boissons sont une véritable ***catastrophe*** pour la santé, principalement parce qu'elles contiennent de l'acide phosphorique, qui les rend encore plus acides que le vinaigre. Normalement, pour « tamponner » les effets de l'acidité d'un verre de soda au cola, il faudrait boire 28 verres d'une eau bicarbonatée type Vichy ! Comme c'est impossible, notre organisme s'acidifie et les principales conséquences sont l'installation d'un grand état de fatigue et surtout une déminéralisation au niveau des os et des dents. C'est déjà terrible pour un adulte mais imaginez pour une femme enceinte ou un enfant ! Les boissons au cola, en version classique donc sucrées, doivent être bues seulement de façon occasionnelle car elles contiennent du sucre et de la caféine en quantité importante. Et surtout, rangez définitivement ***aux oubliettes*** toutes les versions ***sans sucre*** (*light*, zéro, max) !

stop

« Si je reprends du vrai sucre, je vais grossir. »

Non, bien sûr. Il faut cependant le faire progressivement afin de réhabituer votre organisme à digérer et à assimiler de vrais aliments sucrants. Et puis, il est peut-être temps d'abandonner le sucre blanc qui n'apporte que du saccharose, car le raffinage l'a débarrassé de tous les autres éléments nutritifs intéressants présents naturellement dans la canne à sucre : minéraux, oligo-éléments, vitamines et fibres. Le ***sucre intégral*** – pas le sucre roux du supermarché qui est du sucre blanc recoloré avec du caramel – contient seulement 80 % de saccharose qui est assimilé plus lentement grâce à sa teneur en fibres.

Vous le trouvez sous diverses appellations qui correspondent à des modes de fabrication légèrement différents : sucre ***intégral***, sucre ***complet***, ***rapadura***, ***mascobado***, ***panela***. Vous pouvez aussi utiliser d'autres aliments sucrants comme le miel ou le sirop d'érable et aussi le sirop d'agave, au goût assez neutre et intéressant pour sucrer le café.

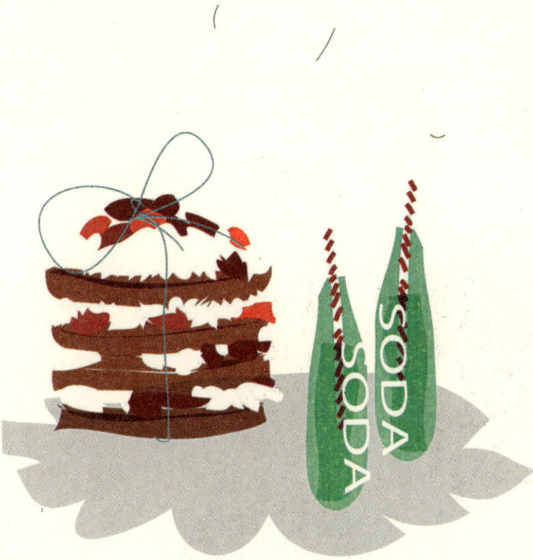
SODA
SODA

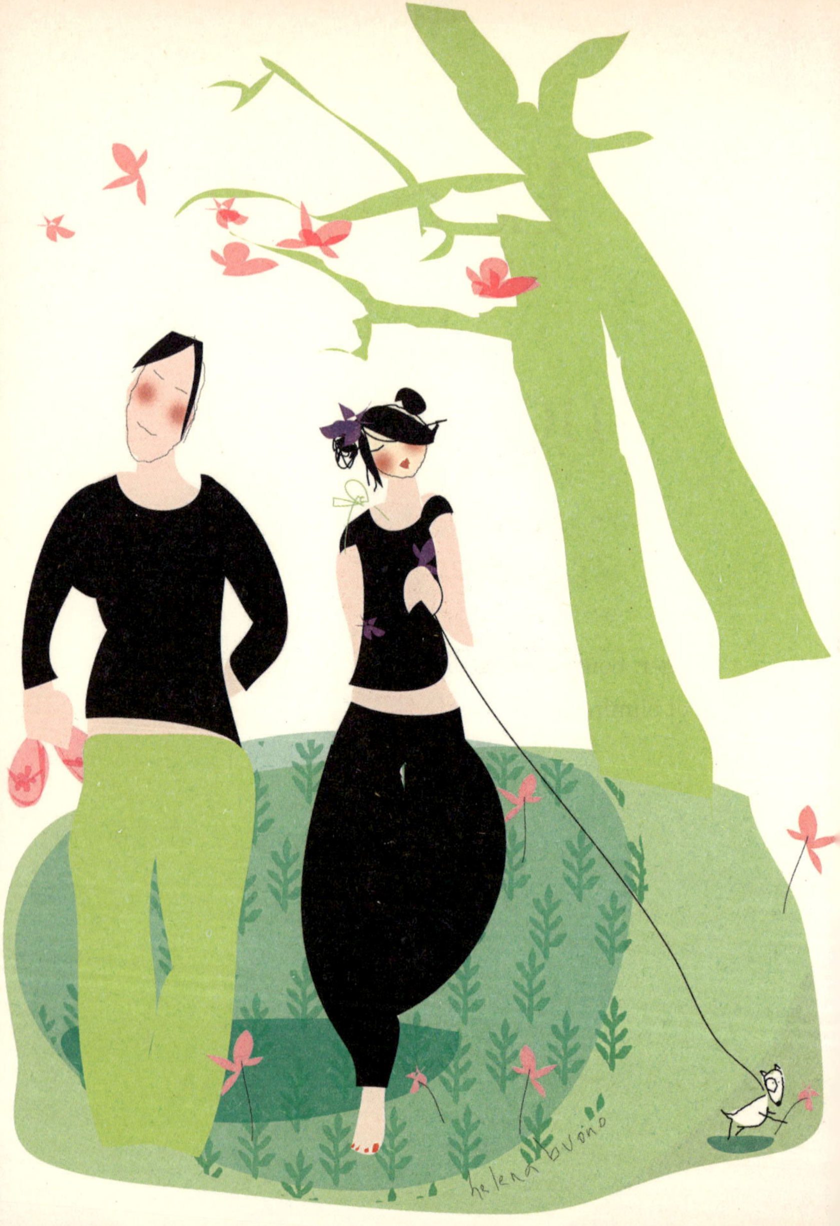
helena buono

Le corps en mouvement

Bouger, bouger, bouger…

pour maigrir

« Il faut faire du sport pour maigrir. »

La réponse est ni oui ni non. Cela dépend beaucoup de votre goût pour l'activité physique, de vos aptitudes pour le sport choisi et de votre condition physique du moment. Si vous n'aimez pas le sport et que vous ne trouvez ***aucun plaisir*** dans l'effort, mais vraiment aucun, le sport ne vous fera pas maigrir car cette contrainte supplémentaire vous donnera envie de compenser en mangeant. Si par contre, le sport est nécessaire à votre équilibre et que vous le pratiquez dans le plaisir, il vous « videra » la tête et vous permettra de gérer vos émotions négatives autrement qu'avec la nourriture. Des études ont prouvé qu'une activité physique régulière, même modérée, avait une incidence très positive sur le comportement alimentaire. La marche, par exemple, est particulièrement intéressante et à la portée de tous.

pour la santé

« Le sport est bon pour ma santé. »

Un grand oui et un petit non. Un grand oui si le sport choisi n'est pas traumatisant, qu'il est pratiqué de façon modérée, ***dans le plaisir***, et que votre nourriture est suffisante et adaptée. À ce moment-là, le sport a des effets très bénéfiques au niveau du rythme cardiaque, de la tonicité des muscles, de la minéralisation des os, de la circulation du sang et du transit. Et puis, lors de l'activité physique, nous fabriquons des substances euphorisantes qui régulent notre humeur et permettent une meilleure adaptation aux situations stressantes.

Le petit non concerne les ***sports extrêmes*** qui présentent des risques de chutes ou de traumatismes comme la moto, le VTT, l'escalade, le ski, le surf… ainsi que la pratique très intensive du sport. Le corps est alors mis à rude épreuve. Les personnes qui pratiquent ce genre d'activités ont un grand besoin de sensations fortes, de poussées d'adrénaline comme on dit. Si vous faites partie de cette catégorie, assurez-vous d'avoir une alimentation adaptée, surtout dans la récupération après l'effort, qui permet à l'organisme de se « désacidifier ». Prenez également rendez-vous au moins une fois par an pour une « révision » chez l'ostéopathe et le médecin du sport.

quotidien

« Si on ne fait pas de sport tous les jours, ça ne sert à rien. »

Ce n'est pas vrai du tout. Personnellement, je conseille de ***marcher*** le plus possible et tous les jours si vous pouvez. Ensuite, la fréquence des séances de sport s'adapte à votre rythme et vos possibilités, bien sûr. C'est pourtant un discours que mes patients entendent régulièrement, et en particulier dans les salles de sport !

Après avoir mis quelques mois à vous dire que reprendre le sport était nécessaire, et presque autant de temps à libérer un ou deux créneaux dans votre ***planning surchargé***, vous décidez de vous inscrire dans une salle de sport car c'est le plus facile en cours d'année ou au printemps. Après bien des hésitations, vous finissez par y arriver, et à l'accueil, on vous dit gentiment « Si vous ne venez pas tous les jours ou au moins cinq fois par semaine, ça ne sert à rien ! ». Et là, patatras, vous repartez complètement démoralisé en vous disant que finalement vous n'y arriverez jamais !

Arrêtons ce genre de discours ***complètement faux***, moralisateur et très culpabilisant. Comment fait-on quand on travaille, que l'on a des enfants, une vie de famille, et même une vie tout simplement ? Un cours ou une séance une ou deux fois par semaine me paraît très bien adapté. Et quoi qu'on en dise, faire du sport une à deux fois par semaine, c'est déjà bien.

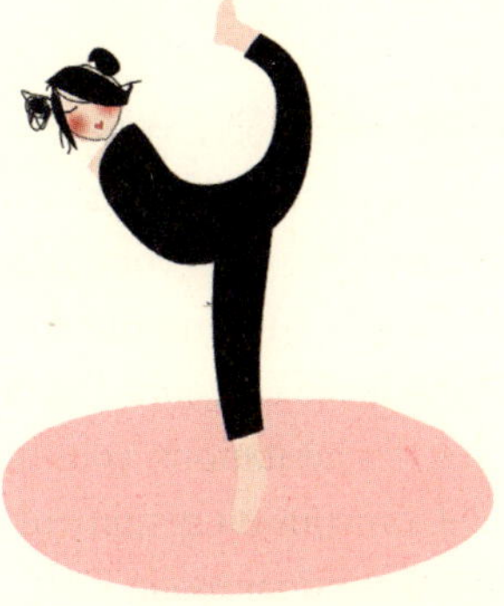

... et éliminer

intensité

« Avec une activité intensive, on perd plus de poids car on transpire plus. »

A**h oui...** mais ce n'est pas du « gras » que vous perdez, c'est de la sueur, donc de l'eau. Quand vous pratiquez une activité physique intense, surtout si vous n'avez pas ou plus l'habitude, vous transpirez beaucoup mais surtout vous êtes ***vite fatigué*** et donc vous ne « tenez » pas longtemps.

Or, si vous voulez mobiliser le « gras », il faut que l'effort ***dure un certain temps***. En effet, pour fonctionner et donc se contracter, vos muscles utilisent successivement différents substrats énergétiques, d'abord l'ATP, puis la créatine-phosphate, puis le sucre sous forme de glycogène, et enfin seulement les graisses. Si l'effort est très intense, vous êtes essoufflé, fatigué, déshydraté avant même d'avoir utilisé les graisses et vous vous retrouvez rapidement très courbaturé car, dans ce type d'effort intense, le glucose utilisé par le muscle produit de l'acide lactique qui s'accumule et rend le muscle douloureux.

Alors, pour que vos muscles mettent en route le système qui mobilise les graisses – et donc que vos bourrelets fondent –, il faut que l'effort soit progressif, modéré et se fasse sur une longue durée, c'est-à-dire pratiquer ***l'endurance***.

marche bidon

« Avec la marche, on ne peut pas perdre de poids, c'est trop doux. »

Et bien non, détrompez-vous ! Marcher pendant 30 à 40 minutes minimum permet aux muscles d'utiliser beaucoup plus les graisses qu'en courant pendant 15 minutes. Et plus vous marchez longtemps à un rythme moyennement soutenu sans être essoufflé (c'est important), plus le ***tissu adipeux*** sera mobilisé. Paradoxalement, c'est souvent plus facile à mettre en place et plus sécurisant quand on habite dans une grande ville. On peut aller facilement faire ses courses à pied, descendre du bus ou du métro une ou deux stations avant sa destination. En revanche, en vivant à la campagne, malgré un air pur bien plus agréable à respirer, les routes sont parfois dangereuses, mal éclairées et souvent inadaptées aux piétons. Quoi qu'il en soit, débrouillez-vous pour marcher, cela vous aidera à réguler votre poids et vos émotions.

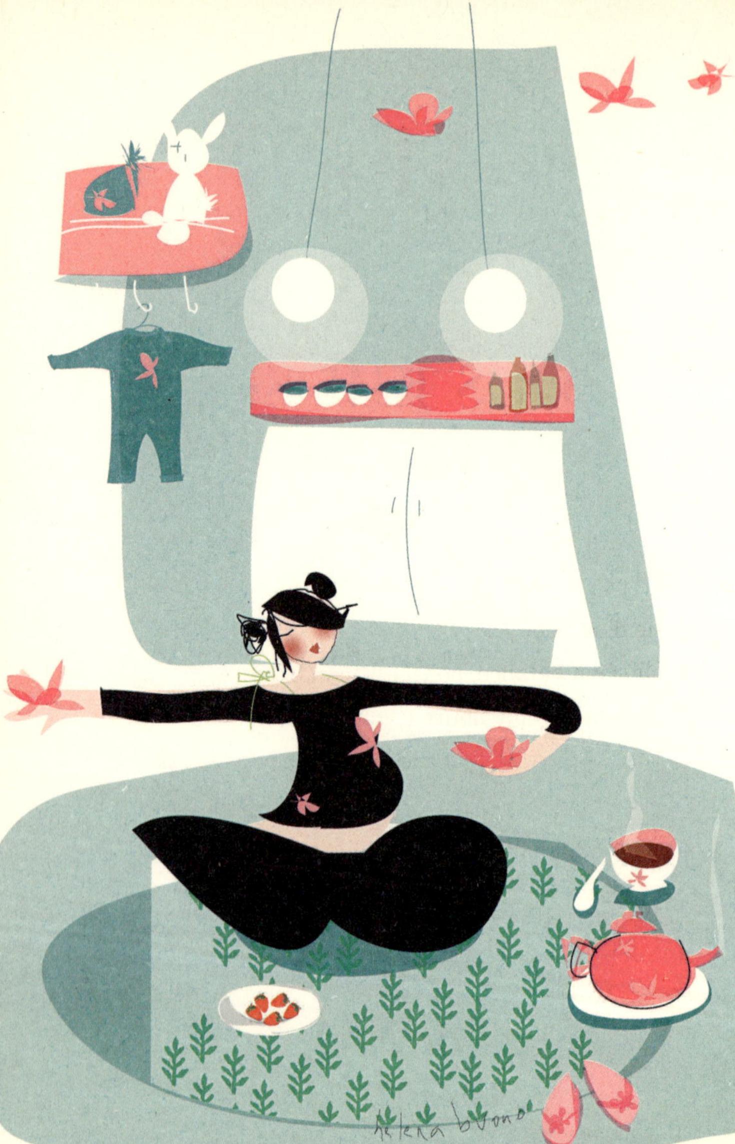

Moi, mon bébé, mes kilos…

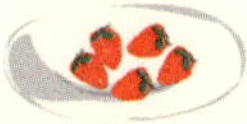

Envie d'un bébé

perdre avant

« Il est préférable de perdre du poids avant une grossesse. »

Non, pas spécialement, mais tout dépend du contexte. Si le surpoids empêche le démarrage de la grossesse, il est nécessaire à ce moment-là de perdre du poids pour régulariser la fonction hormonale, mais ***sans restriction*** pour ne pas mettre le corps sur la défensive créant une situation de danger pouvant perturber l'ovulation. Si vous avez un surpoids et qu'il n'y a pas de contre-indication médicale, allez-y, n'attendez pas ! La grossesse est un moment privilégié pour se prendre en charge au niveau du poids et le bébé vous aidera en puisant dans vos réserves.

très envie, mais...

« J'ai très envie d'un bébé mais je veux perdre tous mes kilos avant. »

Vraiment, non, et quand j'ai des patientes qui viennent me consulter en me disant cela, je leur réponds qu'à tout vouloir ***programmer***, d'abord la perte de poids, ensuite la mise en route du bébé, on se retrouve en échec sur tous les plans. Et quand on a très envie de devenir maman, attendre est difficile et douloureux. On peut alors ressentir la stratégie « perte de poids » comme une punition, ce qui entraîne un grand mal-être psychologique et peut bloquer l'amaigrissement.

Et puis vous pouvez être tentée de vous débarrasser de la corvée « perte de poids » en faisant un régime vraiment très strict car tant qu'à faire, autant aller le plus vite possible. Mais face à cette situation de grand stress et de grande privation, vos hormones féminines ne fonctionnent plus bien et vous n'arrivez pas à être enceinte. Du coup, vous gambergez, et moins vous avez le moral, plus vos hormones sont boulcversées et ainsi de suite. L'***instinct maternel*** est plus fort que tout, alors écoutez-le sans vous poser trop de questions ! Et sachez vous entourer alors de personnes compétentes et de confiance.

plus simple

« Les femmes minces sont plus facilement enceintes. »

Eh bien, non. C'est parfois même très difficile pour les femmes très minces d'être enceintes, car nous verrons que le tissu adipeux, que nous détestons le plus souvent mais qui est pourtant bien utile, sécrète des ***hormones féminines***. Afin que notre cycle hormonal fonctionne bien et puisse assurer la mise en route d'une grossesse, un certain « stock » de graisses est nécessaire. Une perte de poids massive et rapide, qu'elle soit volontaire en cas de régime, ou involontaire à la suite d'une maladie, a tendance à bloquer l'ovulation.

Si le poids est très en dessous du poids de forme, les règles peuvent alors disparaître : c'est ce que l'on appelle l'***aménorrhée***. Cela empêche le démarrage d'une grossesse car elle pourrait mettre votre vie en danger. En reprenant du poids, en général tout rentre dans l'ordre. Ne maudissez donc pas sans cesse vos petites rondeurs, elles sont précieuses pour devenir maman plus facilement !

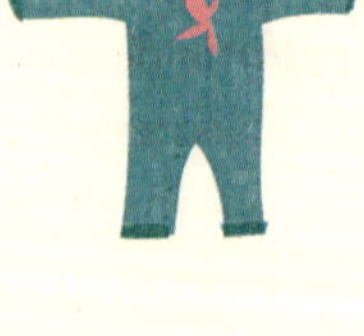

Oublier ma balance, penser à mon bébé

un kilo et pas plus

« La prise de poids idéale est de 9 kilos à raison d'1 kilo par mois et pas plus. »

Non, rien n'est vrai dans cette idée reçue, ni le nombre de kilos à prendre, ni sa fréquence. La prise de poids physiologique moyenne d'une grossesse pour un bébé d'environ 3,4 kg est de ***12,5 kg*** et non pas 9 comme je l'entends toujours. Car pour faire ce joli bébé, beaucoup de choses changent, grossissent ou se rajoutent dans notre corps comme le liquide amniotique, le placenta, le sang, l'eau et le tissu adipeux.

Pour ce qui est du ***rythme*** de la prise de poids, je l'aborde juste après, mais rappelez-vous que notre corps ne fonctionne pas comme une machine selon une cadence régulière, d'ailleurs les machines ne savent pas faire de bébé ! La prise de poids ne peut en aucun cas être programmée de façon identique chaque mois, tout comme d'ailleurs la perte de poids après l'accouchement ou en général.

zéro au début

« Grossir le premier trimestre de la grossesse est inutile car le fœtus est tout petit. »

Eh bien, non. Quand j'entends ce genre de phrase, cela me met très en colère. Le ***fonctionnement*** de notre corps est très ***subtil***, j'en suis d'ailleurs très admirative, je ne vous le cache pas, et tout particulièrement lors de la grossesse.

Dès le début, le corps de la future maman « anticipe » et fait des ***réserves*** de nutriments en prévision du 3e trimestre, période où le développement du bébé est rapide et intense, ce qui demande beaucoup d'énergie et d'éléments nutritifs. Il est donc normal, et même souhaitable si vous êtes très mince, de prendre du poids dès le début de la grossesse. Par contre, si vous avez quelques rondeurs, cette prise de poids peut être légère voire inexistante, sans aucun danger car les stocks sont déjà faits.

ronde

« Plus je suis ronde, plus je vais grossir. »

Non, mais là aussi, que d'angoisse à être enceinte quand on a des kilos en trop ! Ne vous inquiétez pas, en suivant les conseils de ce livre qui vous permettront d'écouter vos sensations, vous prendrez facilement moins de poids qu'une femme mince. Votre corps fera ***moins de réserves*** en début de grossesse car il a déjà des « stocks de secours » et le bébé se servira à sa guise au dernier trimestre. Je pense très sincèrement que c'est ***la meilleure période*** dans la vie d'une femme pour réguler son poids car la ***motivation*** à s'occuper de soi est enfin présente ou bien plus grande.

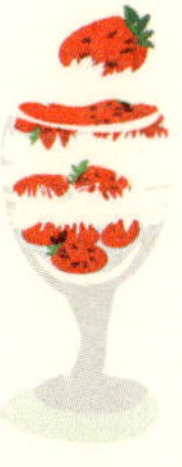

L'allaitement : me nourrir, nourrir mon bébé

normal

« Il est normal de garder des kilos après une grossesse. »

Non, pourquoi ? Ce n'est pas parce que plusieurs femmes de votre entourage : grands-mères, mères, sœurs, cousines ou copines ont gardé des kilos après leur grossesse que vous ferez de même. La prise de poids lorsque l'on est enceinte correspond à des ***besoins physiologiques*** bien précis : éléments nutritifs pour le bébé, réserves énergétiques pour assurer sa construction, pour le travail de l'accouchement et pour l'allaitement. Une fois que vous aurez accouché, ces réserves physiologiques vont disparaître progressivement sur plusieurs mois.

Il faut compter ***une année*** environ pour retrouver son poids et surtout ses formes, parfois un peu moins, parfois un peu plus. Quand le poids a du mal à redescendre et que plusieurs kilos ont tendance à s'accrocher, ce sont peut-être des kilos de « protection » : une grande fatigue, la culpabilité de travailler, le surmenage, l'impression d'être complètement débordée… Tout cela est très fréquent avec un bébé, nous avons chacune notre histoire et rassurez-vous, les kilos s'en iront quand les émotions seront apaisées !

prise de poids

« Allaiter fait grossir. »

Non, bien au contraire. Vous allez pouvoir utiliser les ***réserves***, localisées le plus souvent au niveau des hanches et des fesses, que vous avez constituées pendant votre grossesse afin d'assurer un bon allaitement quoiqu'il arrive. Durant une quinzaine de jours après l'accouchement et si votre prise de poids a été suffisante, la faim est en général diminuée ce qui vous permet de « déstocker » les réserves. Et plus vous avez pris de poids pendant cette période, moins vous aurez faim.

Malheureusement, de nombreuses femmes n'écoutent pas toujours cette ***sensation***, en général par peur de ne pas avoir de lait ou d'en manquer. Cette peur est bien souvent transmise par la famille, l'entourage et même parfois par le personnel soignant. « Allez, il faut manger sinon vous n'aurez pas assez de lait » ou encore

« Mangez sinon votre lait ne sera pas assez nourrissant ». Et bonjour la culpabilité ! Du coup, vous vous forcez quasiment à manger et vous grossissez. Un bon conseil : écoutez votre corps, soyez confiante et laissez faire la nature !

manger beaucoup

« Il faut beaucoup manger en allaitant. »

Oui et non. Tout dépend de votre prise de poids durant la grossesse. Fabriquer du lait, c'est un sacré boulot ! Cela demande des ***constituants*** nombreux et variés : des classiques (protéines, lipides, glucides, minéraux et vitamines) et des plus subtils (anticorps, facteurs de croissance, ferments lactiques…) et il nous faut beaucoup d'énergie pour fabriquer et transporter tout ça. Tant que l'on a des kilos à perdre, la faim reste modérée puis elle augmente quand les stocks sont épuisés.

Le plus simple est d'écouter son corps, d'une part les ***sensations alimentaires*** (la faim et le rassasiement) qui nous permettent d'adapter les quantités, et d'autre part les envies spécifiques qui nous orientent vers des aliments riches en bons nutriments nécessaires à la lactation.
Pas facile ? Certes, mais c'est pour vous expliquer tout ça que j'écris ce livre...

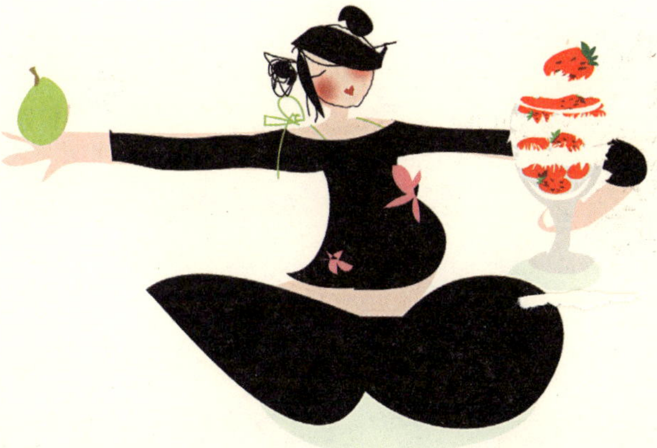

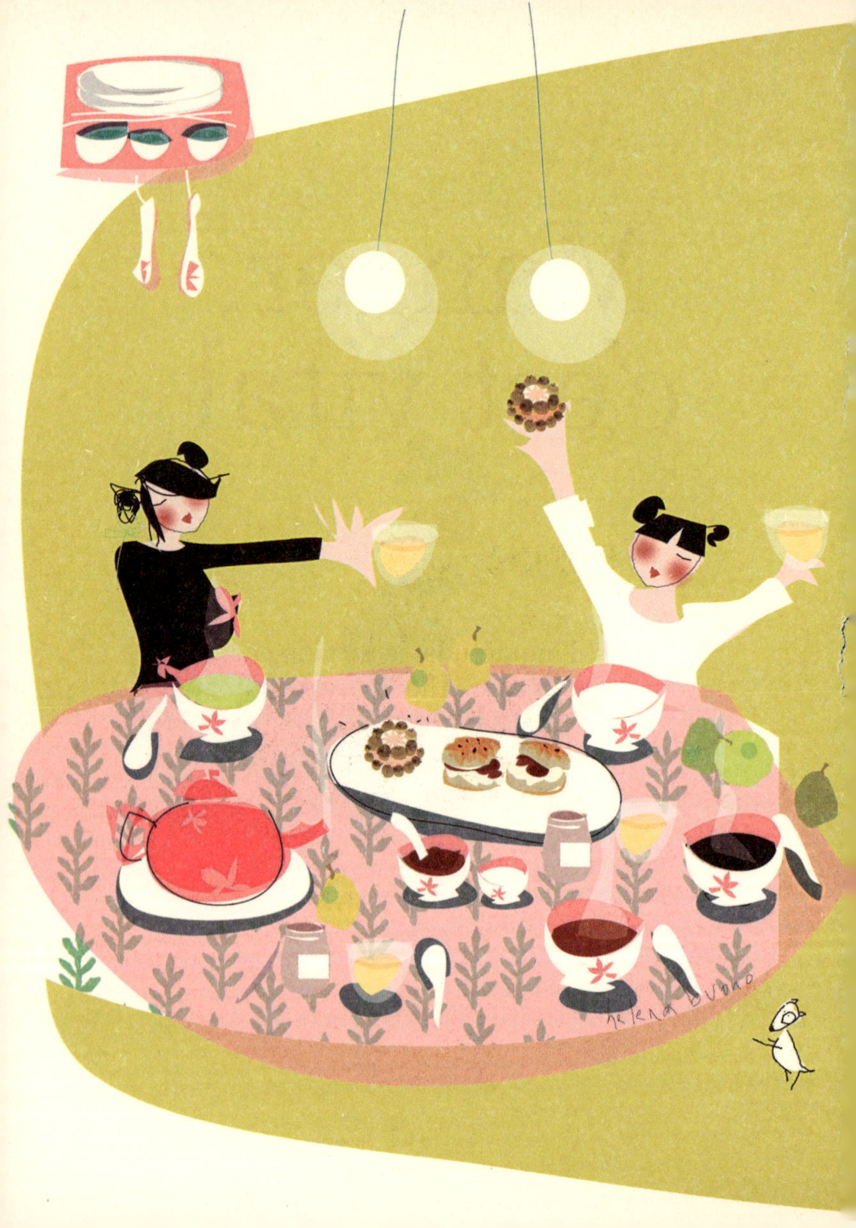

Manger, c'est vital

Pas d'inquiétude, je ne vais pas vous faire de cours théorique d'anatomie ou de nutrition. L'objectif ici est de vous aider à mieux comprendre le fonctionnement de votre corps et connaître les différents éléments nutritifs pour que vous trouviez votre propre équilibre, libéré de toute appréhension.

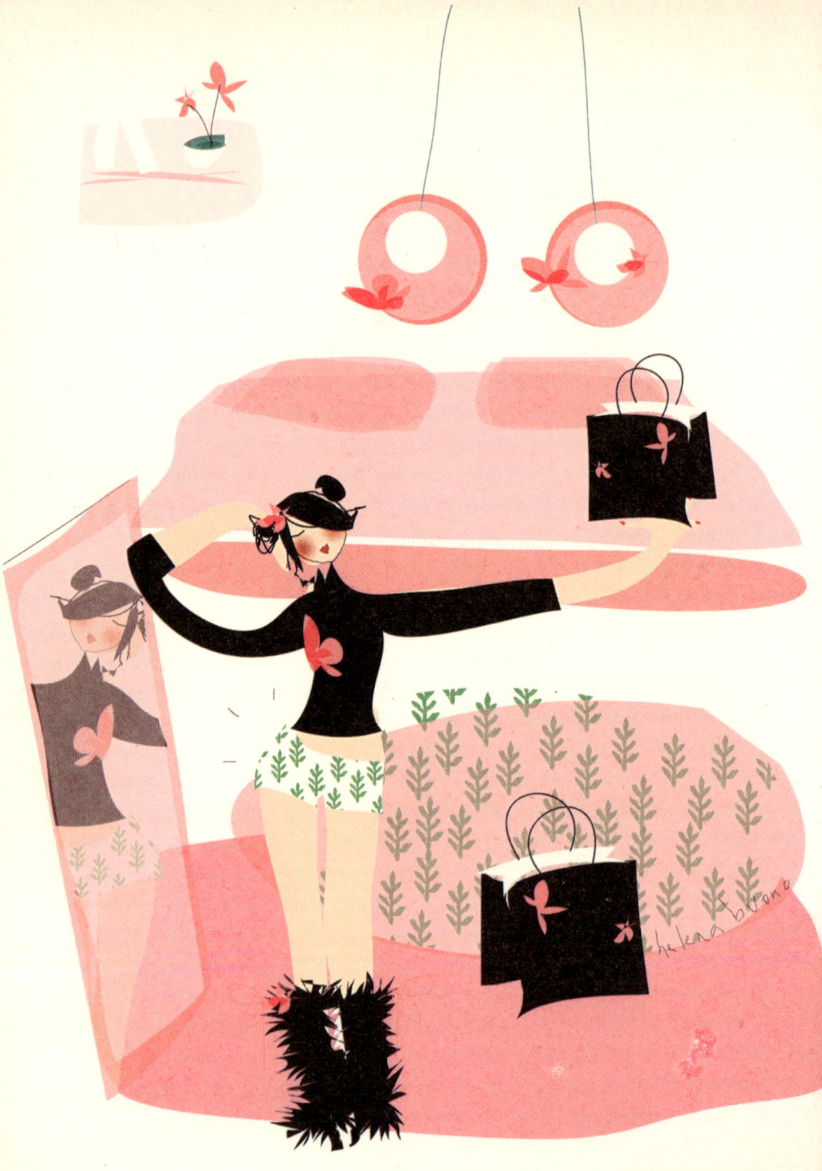
helena bueno

Tous ces poids…
ça devient lourd !

Quel poids ?

le poids

Notre poids est en partie déterminé par le « bagage » génétique que l'on porte à la naissance. L'hérédité a une influence sur la composition de notre corps à l'âge adulte, et tout particulièrement sur la proportion de masse grasse mais sans la déterminer complètement. Le poids dépend aussi du rapport entre les entrées d'énergie (ce que nous mangeons) et les sorties (ce que nous dépensons).
Si nous sommes ***tous uniques*** et différents, nous acceptons sans problème que nos yeux, nos cheveux ou notre peau soient de différentes couleurs, c'est beaucoup moins évident avec le poids et les formes. Nous aimerions bien souvent pouvoir dessiner le corps de nos rêves, enlever un peu par ci, gonfler un peu par là. Mais notre corps n'est pas une pâte à modeler et il faut bien l'accepter, même si ce n'est pas toujours facile. La nature aime la diversité et il y a naturellement des corpulences maigre, mince, moyenne ou forte !

IMC

Tout le monde a entendu parler de l'Indice de masse corporelle, IMC en français ou BMI (Body Mass Index) en anglais. Pour le déterminer, on divise le poids, en kilos, par la taille, en mètre, élevée au carré. Par exemple, si vous pesez 60 kg pour 1,65 m, votre IMC est de 60/(1,65 x 1,65), soit 22. La corpulence dite normale se situe entre 18,5 et 25. Au dessus il y a surpoids, en dessous il y a maigreur. Mais l'IMC permet seulement ***d'évaluer le risque statistique*** d'apparition de maladies liées à un excès ou à une insuffisance de poids pour des adultes de 18 à 65 ans. Il ne correspond en rien à une notion de poids idéal, de forme ou d'équilibre.

Personnellement, je ne calcule quasiment jamais l'IMC, je considère mon patient dans sa ***globalité*** et non en fonction de son poids et de sa taille. Pour un même chiffre, certains individus paraissent maigres, d'autres ronds. C'est ainsi que certaines personnes très sportives et très musclées ont une IMC correspondant à une « obésité modérée » ! Si cela m'arrive de faire le calcul, ce sera ponctuellement pour resituer le poids d'une personne mince, très mal dans sa peau, et persuadée d'être en surpoids ou même obèse selon ses mots (ou ses maux !).

le poids idéal

Nous rêvons tous (ou presque) de ce poids idéal, ce chiffre bien souvent ***imaginaire*** et même ***inatteignable***, qui ferait de nous une femme ou un homme parfait, conformément aux normes de la société actuelle. L'idéal minceur est devenu une véritable idéologie dans nos sociétés modernes. Mais le poids idéal existe-t-il vraiment ? Honnêtement, non. On peut essayer de le calculer à l'aide de toutes les formules existantes, et même en inventer d'autres, pourquoi pas. Ce calcul ne vous correspondra jamais sur un plan individuel car aucune formule ne tient compte de votre ossature, de votre morphologie ou de votre âge, donc de ***VOUS***, tout simplement.

Je n'aime pas cette notion de poids idéal, je parle plutôt de ***poids de forme*** ou d'équilibre et même si le terme anglophone de « *set-point* » est maintenant largement utilisé par les médecins, je reste fidèle à l'expression française !

poids de forme

Contrairement à une prise de sang qui permet de vérifier que notre taux de glucose est d'environ 1 g/l, un thermomètre que notre température se situe autour de 37 °C, ou un tensiomètre que notre tension artérielle est de 13/8, il n'existe réellement aucun instrument, ni aucun moyen de mesurer le poids de forme. Notre organisme a la capacité de maintenir un bon nombre de ses constituants à un taux constant, c'est ce que l'on appelle ***l'homéostasie***.

Mais justement, le poids n'est pas une constante. Il subit des ***variations normales*** tout au long de notre vie, en fonction de notre histoire, de notre état de santé ou de notre environnement et « grimpe » régulièrement avec les années. Quand je demande à mes patients s'ils connaissent leur poids de forme, tous ont une idée assez précise du chiffre, vous vous connaissez mieux que vous ne le pensez, mais vous avez du mal à l'exprimer car ce n'est pas toujours le poids que vous aimeriez avoir. Le poids de forme n'est donc pas forcément le poids idéalisé.

équilibre

Le poids de forme ou d'équilibre est celui que l'on possède naturellement en mangeant d'une façon régulée, c'est-à-dire en ***respectant ses sensations alimentaires*** que sont la faim et le rassasiement. À partir de cette valeur d'équilibre, si vous grossissez, c'est que vous mangez trop par rapport à vos besoins énergétiques, et si vous perdez du poids, c'est que votre apport alimentaire est inférieur à vos besoins physiologiques.

en dessous

Descendre en dessous de votre poids de forme est possible, mais le maintenir vous oblige à vivre continuellement avec la ***sensation de faim***. Supporter une situation de contrôle permanent est très difficile, surtout à long terme, même si certaines personnes y arrivent mieux que d'autres. C'est la principale raison de l'échec de tous les régimes amaigrissants.

balance

Ah, la balance, cet objet diabolique avec lequel les femmes ont parfois de curieux rapports, du simple mépris à l'attachement, en passant par une véritable obsession. Combien de fois une simple pesée matinale a littéralement anéanti votre moral et du coup gâché votre journée ! La balance permet de mesurer le poids, c'est-à-dire l'ensemble que forment la masse grasse, la masse maigre et l'eau. Comme nous l'avons vu, les ***variations physiologiques*** sont normales et parfois même importantes notamment pour l'eau. Le poids varie donc constamment. Dans la journée bien sûr, en fonction de ce que l'on a bu, mangé ou « transpiré », mais aussi d'un jour à l'autre pour diverses raisons physiologiques, comme les fluctuations hormonales du cycle féminin. Avant les règles, on gonfle donc tout va mal, après les règles, on dégonfle et tout va mieux !

test du vêtement

Sachant tout ce que je viens de vous dire, on peut se demander sérieusement si se peser est réellement judicieux. Parce qu'après tout, ce que vous voulez, c'est vous sentir mieux dans votre *jean* préféré, remettre la petite robe de l'été dernier. En fait, ce que vous voulez, c'est ***perdre un peu de volume*** c'est-à-dire une, deux ou plusieurs tailles de vêtement. Alors, faut-il se peser ? Ma réponse est plutôt non car l'expérience me montre que le passage sur la balance est un moment très déstabilisant et douloureux. Ce n'est pas pour autant qu'il faut faire l'autruche.

Je préfère ce que j'appelle le « test du vêtement » : on en choisit un que l'on aime tout particulièrement et qui serre un peu au départ, et on fait des essayages réguliers ***pour juger des résultats***, c'est tout de même plus agréable.

l'impédance

L'impédancemétrie permet de mesurer les pourcentages en eau, muscle et graisse de votre corps, avec plus ou moins de précision selon le type d'appareil et son prix. Mais bon, il faut tout de même savoir que plus la mesure sera précise, plus vous serez catastrophé par ce poids dont la fluctuation vous obsède déjà tant ! Personnellement, je ne vois aucun intérêt à ce type de mesure dans une démarche globale de gestion du poids, sinon de vous mettre le moral à zéro. Dans mes consultations, seulement un patient sur dix me demande de le peser parce que ce n'est pas une souffrance pour lui. Vous comprenez donc ma réticence à utiliser des outils encore plus précis. Évitez donc ce genre de balances, véritables ***instruments de torture***, et boycottez totalement la version parlante !

et avec l'âge ?

Notre corps change avec l'âge et c'est physiologique. La masse maigre diminue et la masse grasse augmente, et malheureusement nos chères cellules adipeuses ont une ***fâcheuse tendance à déménager***. Elles délaissent bras et cuisses au profit du ventre qu'elles apprécient particulièrement. Faire du sport limite ce phénomène, en maintenant une certaine tonicité musculaire et reste bénéfique pour votre santé, mais cela ne pourra en rien l'empêcher complètement. Le vieillissement du corps est ainsi programmé et il est inéluctable.

dame nature

Dame Nature nous a dotés d'un poids de forme ou d'équilibre dépendant principalement de notre génétique, de notre alimentation ou notre vécu. Quoi que l'on essaie de faire, nous aurons toujours tendance à revenir à cette valeur de stabilité pondérale. Alors plutôt que de chercher à atteindre un poids qui ne correspond pas à notre morphologie et à notre mode de vie, en se bagarrant parfois durant des années pour 2 ou 3 kg seulement, mieux vaut essayer de retrouver et de maintenir notre poids de forme. Pour cela, écoutons nos ***sensations alimentaires***, et adoptons une bonne ***hygiène de vie***, le tout, bien sûr, avec ***plaisir*** ! Nos ancêtres luttaient pour conserver une corpulence compatible avec leur vie et la survie, nos enfants et petits-enfants batailleront pour ne pas être en surpoids.

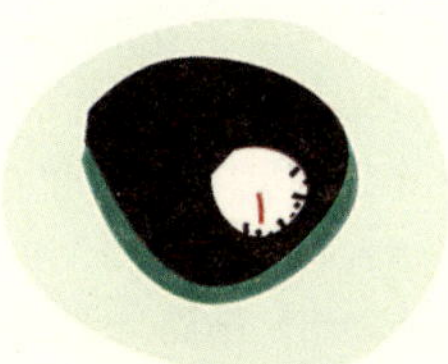

Les formes

enfants

Avant la puberté, la graisse est répartie de la même façon chez les petits garçons et les petites filles. Ne vous affolez pas si votre jeune garçon de 8-10 ans a de la cellulite sur le ventre ! C'est normal, même s'il n'y a pas de surpoids, il a encore son ***ventre de bébé*** ! Tout va changer avec le chamboulement hormonal de la puberté car ce sont les hormones sexuelles masculines et féminines qui déterminent la localisation de la masse grasse.

hommes

Pour ce qui est du tissu adipeux, les hormones sont plutôt sympas avec les ***hommes***. Elles vont « booster » la fabrication de muscle et diminuer la quantité de cellules adipeuses au niveau des fesses et des hanches. Mais en cas de surpoids ou avec l'âge, le stock de cellules adipeuses se fait de préférence au-dessus du nombril ce qui donne une ***forme de pomme*** : épaules, poitrine, ventre… la fameuse bouée ! La localisation du « gras » à cet endroit du corps favorise plutôt les problèmes cardio-vasculaires et le diabète.

femmes

Les ***hormones féminines*** ont tendance à stimuler la fabrication de cellules adipeuses plus grosses, offrant une meilleure capacité de stockage sur les hanches et les fesses. La silhouette de la femme évoque plus souvent une ***forme de (jolie) poire***, les réserves sont localisées surtout dans le bas du corps alors que le haut du corps est plutôt menu et le ventre plat (ouf !). Des formes trop généreuses favorisent fréquemment une mauvaise circulation du sang au niveau des jambes et des soucis mécaniques des genoux et des hanches.

un peu partout

Certaines personnes grossissent naturellement « de partout ». On retrouve des formes généreuses au niveau des seins, du ventre, du bassin et des cuisses, la silhouette est plutôt harmonieuse et la perte de poids souvent plus facile. Au moment de la ***ménopause***, le corps stocke aussi de partout mais le mécanisme est différent. La sécrétion d'hormones féminines diminuant, le corps se « masculinise », le tissu adipeux va plutôt se développer au-dessus du nombril mais celui situé en dessous ne fond pas pour autant… Dommage !

Chaque chose à sa place

gras ou maigre

Notre corps est formé de 3 « compartiments » : la masse ***grasse*** formée par le tissu adipeux, la masse ***maigre*** qui comprend la peau, les muscles, les os et les organes (foie, cœur, rein…) et la masse ***hydrique***, c'est-à-dire l'eau contenue dans les cellules et celle qui circule à l'extérieur de nos cellules. La masse maigre est relativement stable et une diminution présente même un risque pour la santé. Le tissu adipeux, lui, a une fonction de réserve et sa fluctuation est normale. La teneur en eau de notre organisme peut subir des variations physiologiques parfois importantes.

la masse grasse

Le tissu adipeux est toujours considéré avec dédain voire répugnance. Ce « gras » est inconciliable avec l'image de minceur souhaitée et véhiculée (par les femmes d'ailleurs) depuis les années 1960. Or, il est très utile pour notre organisme et a de nombreuses ***fonctions bénéfiques***. Alors enterrons la hache de guerre ! Ce n'est qu'en excès important que le tissu adipeux pose problème.

formation

Le développement du tissu adipeux commence à la fin de la vie intra-utérine, se poursuit la première année de vie et reprend au moment de la puberté : les cellules se ***multiplient*** puis elles se ***remplissent*** et donc grossissent. Chez l'adulte, les cellules adipeuses continuent à se multiplier (eh oui ! je sais, mauvaise nouvelle !) dès lors que leur capacité de remplissage est maximale et qu'il reste des graisses à stocker. Et c'est malheureusement bien souvent la répétition de régimes restrictifs suivis de reprise de poids, le fameux « effet yo-yo », qui en est responsable.

réserve protégée

Le tissu adipeux est la première réserve énergétique de l'organisme, sa fonction naturelle est le ***stockage*** des graisses qui va nous permettre de continuer à « carburer » en toutes circonstances et particulièrement en situation de manque. Nos chères cellules adipeuses se trouvent essentiellement sous la peau mais aussi dans l'abdomen, autour des organes et comme nous l'avons vu, la localisation du tissu adipeux est différente chez l'homme ou la femme. C'est lui qui permet la ***production de chaleur***, donc le maintien de notre température corporelle à 37 °C. Voilà pourquoi nous avons besoin de manger plus gras et plus riche en hiver et que nous apprécions particulièrement à cette saison les bons petits plats mijotés et les gratins. C'est normal, donc pas de culpabilité !

mais encore...

Le tissu adipeux a de multiples facettes. Il produit plusieurs dizaines d'***hormones***, certaines très bénéfiques et protectrices, d'autres au contraire aux effets délétères, d'où la règle du juste milieu : ni trop, ni pas assez ! Nos bourrelets – petits ou grands – vont aussi nous protéger ***mécaniquement*** des différentes agressions physiques (chutes, coups). C'est enfin une protection ***émotionnelle*** extrêmement puissante, expliquant pourquoi perdre du poids peut ressembler à un véritable parcours du combattant.

masse maigre

Eh oui ! on l'aime bien parce qu'elle est associée aux muscles donc à la tonicité, la force, la santé. La masse maigre est constituée de cellules, d'eau et de minéraux.

Ce sont les muscles mais aussi les organes et les os. Elle ***varie peu*** et c'est tant mieux, car notre santé serait en danger. Au fil des ans, le poids des organes ne bouge pas (même en prenant la grosse tête !), l'os se déminéralise légèrement, c'est surtout la masse musculaire qui peut subir des variations en « plus » ou en « moins ».

On peut se muscler en faisant de l'exercice, mais les kilos gagnés ne se comptent pas par dizaine. Avoir une activité physique régulière permet de garder une certaine ***tonicité musculaire*** mais aussi de maintenir une bonne minéralisation des os. L'activité physique ralentit aussi la perte de masse musculaire liée à l'âge mais ne peut malheureusement pas l'empêcher complètement.

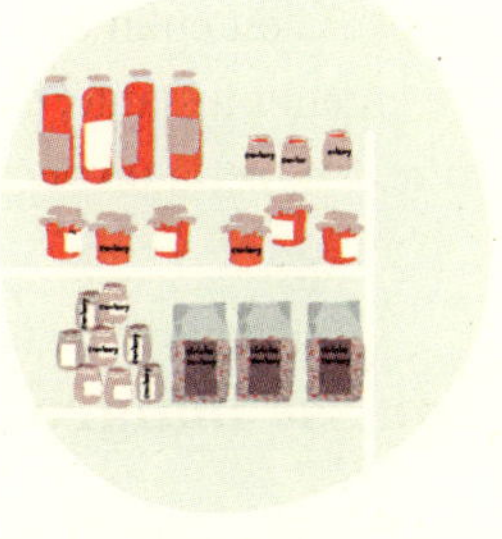

l'eau

L'organisme ne possède pas de réserve en eau, alors que l'hydratation des tissus est une nécessité. Deux tiers de notre eau corporelle se trouvent à l'intérieur des cellules et un tiers « circule » à l'extérieur des cellules dans tout le corps. On « baigne » littéralement dans une quantité importante d'eau ! Les teneurs ***évoluent*** avec l'âge, l'eau représente 75 % de notre poids à la naissance puis 55 à 65 % à l'âge adulte et environ 50 % quand on est âgé. Bien sûr, il existe des ***variations*** d'une personne à l'autre, qui vont surtout dépendre de la composition du corps. Le tissu adipeux contient peu d'eau, 15 % seulement, alors que la teneur moyenne des autres tissus est de 75 %. Donc plus on est musclé, plus notre corps est riche en eau et inversement.

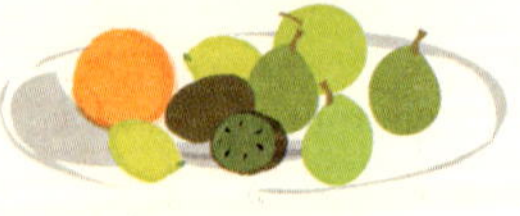

Homme/femme : la parité impossible

femme

La femme stocke ***2 fois plus*** facilement les graisses que l'homme car depuis des milliers d'années, et jusqu'aux siècles derniers, elle devait constituer suffisamment de réserves pour pouvoir faire face à une grossesse et à un allaitement en période de disette. À cela s'ajoute une programmation naturelle à « résister au manque » qui est plus marquée, ce qui rend la perte de poids malheureusement toujours ***plus difficile*** et ***plus lente*** que chez un homme.

homme

L'homme est naturellement ***plus musclé*** et ***plus maigre***. En effet, nos ancêtres étaient des « chasseurs-cueilleurs ». Ils se nourrissaient des proies qu'ils chassaient et des végétaux qu'ils cueillaient ou ramassaient (baies, fruits, légumes, racines). Ils ne pouvaient pas être gros car le surpoids aurait été un handicap à leur fonction de chasseur et de guerrier. Seul le chef était « gras », car le fait de manger à sa faim prouvait son habilité et sa force. Bien sûr, la situation a beaucoup changé depuis, la nourriture est maintenant facilement disponible et beaucoup plus abondante – trop d'ailleurs pour certains – mais malgré cela, l'homme grossit moins vite et perd plus facilement que la femme. Ce n'est pas juste, mais bon…

pas d'égalité possible

Nous ne pouvons donc pas avoir le même corps. Nos cellules ont une ***mémoire génétique***, elles sont ainsi programmées par des milliers d'années d'adaptation. Une femme, même mince, sera toujours plus « grassouillette » qu'un homme car elle a le pouvoir (formidable !!) de procréation. À l'inverse, un homme, même s'il ne fait jamais de sport, sera toujours plus musclé qu'une femme. Alors messieurs, arrêtez de vous vanter de vos exploits pour ce qui concerne la perte de poids, remerciez plutôt Dame Nature qui vous aide bien sur ce coup-là !

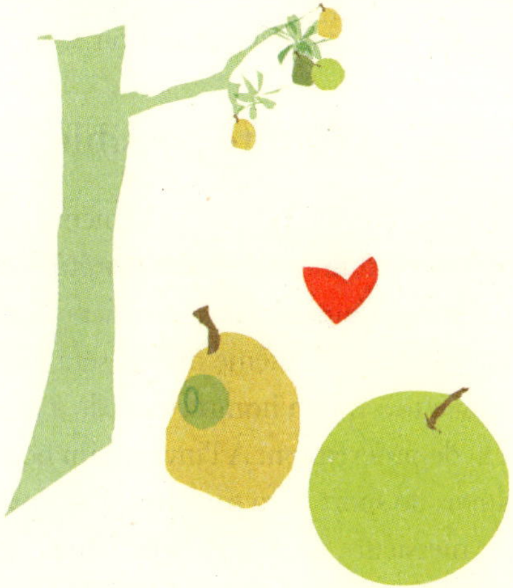

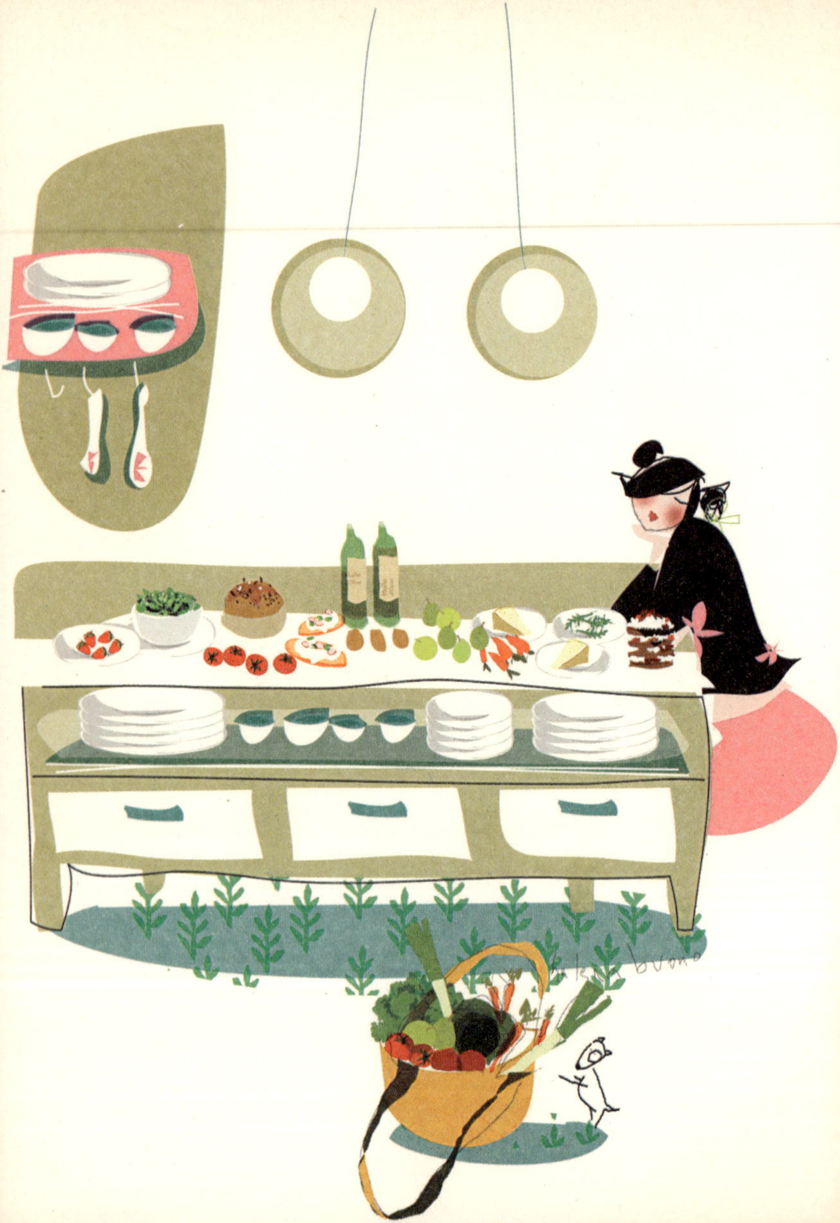

Mon corps a faim… d'énergie

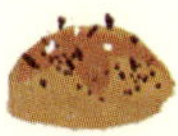

Les protéines, des petits qui deviennent grands

acides aminés

Les plus petits constituants des protéines s'appellent les ***acides aminés***. Il en existe une vingtaine mais notre organisme ne sait pas fabriquer huit d'entre eux. On les appelle les acides aminés ***essentiels***, c'est notre alimentation qui doit nous les fournir quotidiennement. Les autres peuvent être synthétisés principalement à partir des glucides si l'alimentation n'en apporte pas assez. Si l'on comparait les acides aminés à des wagons, les protéines seraient des trains, de très longs trains d'ailleurs ! La nature des wagons et leur ordre dans le train sont très précis et spécifiques à chaque espèce, animale ou végétale.

matériaux de construction

Les protéines sont souvent comparées à de véritables « ***briques*** » pour notre corps, à juste titre puisqu'elles font partie intégrante de toutes les parties de notre corps : peau, tendons, muscles, organes et os. Elles représentent en effet 50 % du poids sec de nos cellules. Les protéines interviennent aussi de façon plus subtile dans le fonctionnement du corps. Elles favorisent toutes les réactions biochimiques, permettent la contraction musculaire, participent à la régulation hormonale et au système immunitaire, aux échanges d'eau à l'intérieur de notre corps…

à éviter absolument

Les protéines ne doivent pas être utilisées comme « carburant » car c'est le rôle des glucides et des lipides. Pourquoi ? Parce qu'en plus des constituants de base : carbone, oxygène, hydrogène, les protéines contiennent de l'azote qui va naturellement se transformer en ammoniaque lors de la dégradation. Or, ce composé est extrêmement toxique, notre foie va devoir le neutraliser en urée qui sera ensuite éliminée par le rein. Tous ces processus sont « ***encrassants*** », ils sollicitent de nombreuses réactions biochimiques et « ***fatiguent*** » notre foie et nos reins inutilement. Pourtant, c'est malheureusement ce qui se passe dans tous les régimes très privatifs où il y a peu de calories et beaucoup de protéines.

qualité des sources

Toutes les sources alimentaires ne sont pas équivalentes : certaines apportent tous – ou presque tous – les ***acides aminés*** essentiels : comme les protéines animales que l'on dit de bonne valeur nutritionnelle. D'autres sont dépourvues d'un ou plusieurs acides aminés essentiels : c'est le cas des protéines végétales, mais il existe des « ruses » pour améliorer leur qualité nutritionnelle. Les céréales manquent de lysine mais sont riches en méthionine, alors que pour les légumineuses, c'est le contraire. En les associant entre elles, comme c'est le cas de bien des cuisines du monde : riz et lentilles en Inde, semoule et pois chiches en Afrique du Nord, riz et haricots rouges ou noirs en Amérique du Sud… on aboutit à des protéines très bien équilibrées.

les trop aimées

Les protéines animales sont apportées par les viandes, charcuteries, poissons, œufs, lait et produits laitiers. Après la Seconde Guerre mondiale, les aliments du « pauvre », pain, céréales et légumineuses ont été délaissés au profit d'aliments plus coûteux comme ***la viande***. Ainsi, pour répondre à la forte demande, on a vu « fleurir » des usines d'élevage intensif du bétail avec utilisation d'hormones, antibiotiques, nourriture OGM, j'en passe et pas des meilleurs. Depuis une dizaine d'années, plusieurs études scientifiques ont prouvé l'effet néfaste d'une grande consommation de viande sur la santé, différents problèmes sanitaires sur le bœuf et les volailles ont éclaté, et l'impact écologique très négatif des élevages intensifs sur l'environnement est désormais connu. On observe heureusement un début de prise de conscience et un léger fléchissement de leur consommation. Ouf !

les oubliées

Les sources végétales, en plus de leur apport en protéines, ont bien des ***atouts*** : grande richesse en fibres, calcium, magnésium, zinc, fer, vitamines du groupe B, antioxydants… et aussi un prix bien moins élevé à la portion. Il est donc temps de les remettre au menu même si leur préparation et leur cuisson demandent un peu plus de temps, tout est question d'organisation.

On trouve les protéines végétales ***dans les céréales*** (blé, riz, avoine, orge, seigle, petit épeautre, épeautre, kamut, millet), les ***légumineuses*** (lentilles, pois chiches, haricots, soja, arachides, fèves, pois cassés) et leurs dérivés (farine, flocons, pâtes, pain, semoule), les graines comme le quinoa, sarrasin, fonio, les fruits oléagineux (amandes, noix, noisettes, noix du brésil, noix de cajou, pignons, sésame) et les algues.

ni trop...

On consomme ***trop*** de protéines en général, mais surtout trop provenant de sources animales (pourtant très chères) et cela se fait toujours au détriment de leur qualité. Viandes, charcuteries, poissons, œufs sont au menu midi et soir alors qu'une fois par jour suffit largement pour la majorité d'entre nous, d'autant que les portions sont largement supérieures aux 100 g recommandés ! Pourquoi en consomme-t-on autant ? Parce que le manque de protéines est une des deux ***grandes peurs*** de carences avec celle du calcium. D'ailleurs, je rassure les mamans : vos bambins, petits et grands, sont plus souvent en surplus qu'en manque de protéines et en consultation, je conseille constamment de diminuer les quantités consommées.

... ni trop peu

Les seules personnes présentant un réel risque de carences en protéines sont les personnes âgées. En vieillissant, s'installe bien souvent un dégoût plus ou moins prononcé pour la viande, auquel s'ajoutent des difficultés de mastication et de digestion, voire des soucis financiers.

La santé peut alors se fragiliser très rapidement. Je conseille à ce moment-là une consommation régulière d'œufs car c'est une ***protéine parfaite***, économique, facile à cuisiner et à manger, que ce soit en plat salé ou en dessert sucré.

juste ce qu'il faut

L'idéal est de manger autant de protéines animales que de protéines végétales (sauf pour les végétariens). Cela donne en pratique : une portion de viande ou poisson ou 2 œufs à un repas et un plat de féculents à un autre. Je vous entends déjà dire « Ah, mais je vais grossir en mangeant tout ça ! ». Bien sûr que non car je vous rappelle que c'est le ***trop*** qui fait grossir. Or les féculents, en plus des protéines végétales, vous apportent des sucres lents et des fibres qui vous « caleront » beaucoup plus longtemps que des blancs de volaille industriels, et c'est bien meilleur !

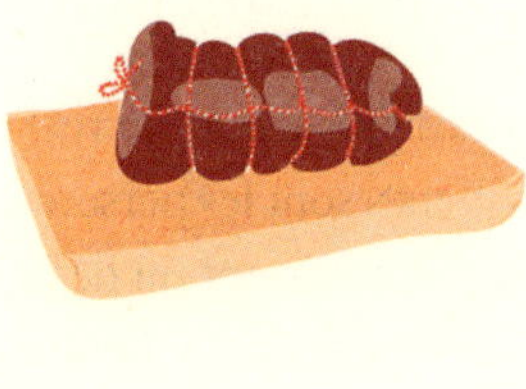

Les lipides nos meilleures ennemies ?

l'insoluble soluble

C'est un groupe de substances très variées et complexes, auxquelles je voue une véritable passion depuis plus de 20 ans, notamment pour leurs rôles particulièrement bénéfiques sur notre santé. Et puis comment ne pas s'intéresser aux différentes ***huiles*** qui nous apportent ces fameux lipides, et dont le goût, si merveilleux et varié, sublime toutes nos recettes ? Le point commun de tous les lipides, et c'est ainsi qu'on les définit, est qu'ils sont insolubles dans l'eau et solubles dans les solvants. Leur structure biochimique est proche… des hydrocarbures, eh oui du pétrole ! Mais rassurez-vous, il y a un petit détail qui change tout : chaque lipide possède un groupement d'atomes spécifique appelé « acide ». Ce groupement, formé d'oxygène et d'hydrogène, rend alors les lipides particulièrement intéressants sur le plan nutritionnel.

énergie pure

Les lipides sont très énergétiques. En effet, la combustion d'un gramme de lipides fournit 9 kcal contre 4 kcal pour les glucides. C'est la source d'énergie alimentaire ***la plus importante***, et c'est pour cette raison qu'ils sont souvent, à tort, « mal vus ». Les lipides sont utilisés par la plupart des tissus de notre corps et plus particulièrement pour la contraction musculaire.

structure

Les lipides jouent aussi un rôle de structure essentiel, mais très subtil, car il relève du domaine de l'infiniment petit. Nous possédons dix mille milliards (10^{13}) de cellules. Chacune d'elles, que vous pouvez imaginer comme des billes, est entourée d'une membrane faite d'une double couche de lipides. Il faut donc une grande ***quantité*** de ces lipides pour constituer de bonnes membranes, et c'est fondamental car ce sont elles qui sont responsables de ce qui entre ou sort de nos cellules. Sachez que la ***qualité*** de cette enveloppe dépend directement du « gras » que vous consommez : dites-moi ce que vous mangez et je vous dirai si vos membranes sont de bons « douaniers » ou de véritables passoires !

eicosanoïdes

Les lipides sont précurseurs des substances au nom très compliqué d'eicosanoïdes. Cela signifie que c'est à partir des lipides que notre corps fabrique ces substances très précieuses qui interviennent dans des réactions fondamentales de notre organisme. Ce sont de véritables ***régulateurs*** naturels de l'inflammation, de l'allergie, de l'immunité mais aussi sur un plan hormonal, sanguin, musculaire ou nerveux. Les lipides contiennent ou transportent aussi les 4 ***vitamines*** liposolubles A, D, E, K et comme nous l'avons vu, ils ont un rôle de ***réserve*** et de protection majeur grâce au tissu adipeux qu'ils constituent.

acides gras

Les lipides sont formés d'acides gras qui sont les constituants les plus simples mais aussi les plus importants nutritionnellement. Les acides gras existent dans l'organisme sous une forme bien particulière formée de 3 (tri) acides gras unis à un alcool (glycérol) qui portent le nom de ***triglycérides*** et qui représentent 95 à 99 % des lipides. Les acides gras peuvent être courts, c'est-à-dire qu'ils possèdent un petit nombre de carbones, moyens ou longs. Ces différentes longueurs leur donnent des caractéristiques particulières.

double liaison

Dans un acide gras, les atomes de carbone sont unis entre eux par une liaison, comparable à un bras. Certains acides gras présentent même, en un ou plusieurs points précis de leur chaîne, des carbones qui sont liés à deux bras, créant ainsi ce que l'on appelle une double liaison ou une ***insaturation***. Ce sont les acides gras insaturés qui ont des propriétés très spécifiques et qui sont beaucoup plus intéressants sur le plan nutritionnel que les acides gras saturés qui eux n'en ont pas.

cis ou trans ?

Les doubles liaisons donnent à l'acide gras la possibilité d'exister sous deux formes différentes dans l'espace : « cis » ou « trans ». Les acides gras ***cis*** représentent la ***forme naturelle***, celle qui est reconnue par notre organisme et qui est biologiquement active. Les acides gras trans proviennent eux de l'industrie alimentaire, ils sont formés à température élevée lors des traitements de chauffage du raffinage ou de l'hydrogénation des huiles. Les « trans » ont la même formule chimique que les « cis » mais leur géométrie dans l'espace est différente, ce qui les rend inutilisables par l'organisme pour toutes les fonctions « subtiles ».

lesquels choisir ?

C'est très simple, les acides gras cis bien sûr ! Pour cela, il faut limiter les produits industriels. Les acides gras ***trans*** sont ***à éviter au maximum*** car ils ont des effets délétères sur notre santé, en particulier au niveau du système cardio-vasculaire. Malgré les efforts de certains industriels depuis quelques années, ils sont encore trop largement présents dans des produits comme les viennoiseries, biscuits, pain de mie, pâtes à tartiner, barres de céréales, chips ou plats cuisinés. Et lorsque vous lisez sur l'étiquette d'un produit : huiles végétales, margarines végétales, matières grasses hydrogénées ou partiellement hydrogénées, c'est qu'il y en a ! Malheureusement, la réglementation en France ne fait que limiter la quantité d'acides gras trans dans les produits. À quand l'interdiction pure et simple comme cela se fait dans certains pays ?

saturés

Les acides gras saturés ne possèdent aucune double liaison. Leur rôle est limité, ils vont surtout être brûlés pour nous fournir de l'***énergie***, en particulier pour lutter contre le froid et pendant les efforts physiques prolongés.

en pratique

Les aliments les plus riches en acides gras saturés sont les graisses solides végétales comme les huiles de palme ou de coco, la margarine ou les graisses animales comme le saindoux, mais aussi les viandes grasses, la charcuterie, les fromages, le beurre. Leur structure est stable, ces graisses supportent très bien la cuisson sans se dégrader et se conservent bien sans s'oxyder. L'acide gras saturé est rigide donc les graisses saturées ont plutôt une consistance solide. ***À consommer avec modération.***

monoinsaturés

Les acides gras monoinsaturés possèdent une seule double liaison, ils sont donc biologiquement actifs. Le plus connu est l'acide oléique que l'on trouve dans l'huile d'olive et qui fait partie de la famille des oméga 9. De nombreuses études ont prouvé son effet protecteur vis-à-vis des maladies cardio-vasculaires. L'huile d'olive est en effet la base du ***régime crétois*** ou méditerranéen et ses bienfaits ne sont plus à démontrer. Quel bonheur d'apprendre que la diète méditerranéenne a été inscrite au « Patrimoine culturel immatériel de l'humanité » en novembre 2010 !

en pratique

La source alimentaire d'acide oléique la plus connue, sans doute la plus utilisée et aussi de loin la meilleure en goût (!), est l'huile d'olive. Pourtant, l'acide oléique est également présent dans les huiles de colza et de noisette, dans les fruits oléagineux comme les noisettes, amandes et pignons. Les graisses de volaille, oie ou canard, en contiennent également, expliquant la moindre fréquence des accidents cardio-vasculaires dans le Sud-Ouest malgré le foie gras, les confits et les pommes de terre cuites à la graisse d'oie, miam, miam ! C'est le fameux « ***paradoxe français*** ».

Ces acides gras sont très stables donc supportent la cuisson sans problème, même à hautes températures, et se conservent aussi très bien à température ambiante. De nombreuses personnes pensent que l'huile d'olive devient toxique en chauffant. C'est une erreur car elle est très résistante et c'est pourquoi je la conseille pour tous les types de cuisson, même pour les fritures. ***À consommer donc sans modération.***

polyinsaturés

Comme leur nom l'indique, les acides gras polyinsaturés possèdent plusieurs doubles liaisons, ce qui va leur donner des propriétés extrêmement intéressantes. Tout d'abord, ils peuvent se transformer, se « métamorphoser » en diverses substances précieuses dont les eicosanoïdes. Ensuite la présence de doubles liaisons donne une grande souplesse et une certaine fluidité à la membrane dont ils font partie. En contrepartie, ces doubles liaisons sont ***très fragiles***, elles s'abîment très facilement en présence d'oxygène (c'est-à-dire à l'air), à la chaleur et à la lumière. L'une des conséquences de cette oxydation sera le rancissement. C'est par ce mécanisme que l'huile de noix laissée à température ambiante a vite une odeur de rance, ce qui la rend inconsommable.

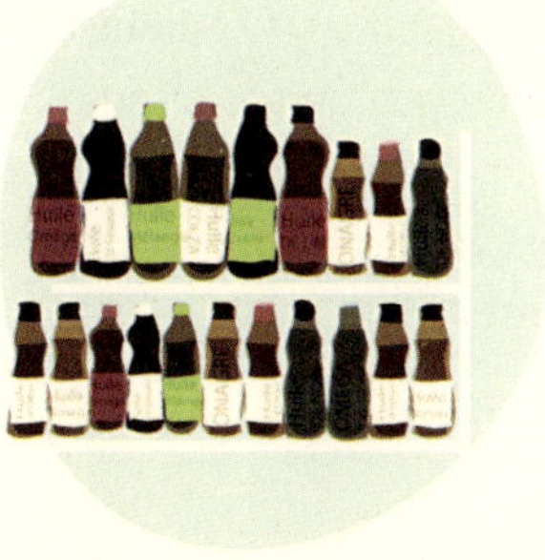

oméga

Il existe 2 acides gras polyinsaturés que nous ne savons pas fabriquer. Ils sont dits essentiels et doivent nous être fournis quotidiennement par notre alimentation. Il s'agit de ***l'acide linoléique*** (oméga 6) et de ***l'acide α-linolénique*** (oméga 3) qui appartiennent à 2 familles distinctes.

2 familles

Comme on l'a vu, un acide gras peut posséder une ou plusieurs doubles liaisons et c'est la place de la première double liaison dans la molécule qui va déterminer la famille à laquelle il appartient. Si la première double liaison se trouve sur le troisième carbone à partir de l'extrémité oméga, c'est un ***oméga 3*** (on écrit aussi ω 3). Si elle se trouve sur le sixième carbone, c'est un ***oméga 6*** (ω 6). À noter, et on me pose souvent la question, un oméga 3 ne peut pas se transformer en oméga 6 et inversement.

oméga 3

Depuis quelques années, les oméga 3 font beaucoup parler d'eux car leur intérêt nutritionnel est immense. Ils diminuent l'inflammation et l'allergie, réduisent le risque de maladies cardio-vasculaires, ont un rôle primordial dans la constitution des membranes cellulaires, en particulier au niveau du ***système nerveux***, du cerveau et de la rétine. Ils sont particulièrement importants pour les enfants et les adolescents, les femmes enceintes et allaitantes.

oiseaux rares

Notre alimentation n'apporte plus assez d'oméga 3 et nos besoins ne sont pas couverts, en particulier depuis la quasi-généralisation de l'agriculture et de l'élevage intensifs. Pour le bon fonctionnement de notre organisme, il faudrait manger ***cinq fois plus d'oméga 6 que d'oméga 3*** (soit un rapport ω 6/ω 3 égal à 5). Actuellement, le rapport se situe entre 15 et 20, expliquant, en partie, la plus grande fréquence des dépressions, des allergies, des maladies inflammatoires et cardio-vasculaires.

sources végétales

L'acide α-linolénique est le chef de file de la famille oméga 3 et va permettre la synthèse de tous les autres. Il est dit essentiel car nous ne savons pas le fabriquer. Les sources alimentaires de l'acide α-linolénique sont plutôt ***végétales*** et ***rares***. On le trouve dans les huiles vierges de première pression à froid de lin, de cameline, de chanvre, de noix, de colza, de soja et de germe de blé mais aussi dans les graines de lin et les noix. Ces huiles sont très fragiles et doivent être gardées au réfrigérateur. L'huile de cameline en contient 40 %. Elle est trop peu connue et pourtant délicieuse, essayez-la d'urgence !

sources marines

Il existe deux oméga 3 à longue chaîne (EPA et DHA) qui peuvent être fabriqués à partir de l'acide α-linolénique ou nous être apportés par les ***poissons gras*** : anchois, sardines, maquereau, saumon, hareng, thon et aussi en petite quantité par les crustacés. Il est conseillé de préférer les petits poissons car ils sont au début de la chaîne alimentaire et sont donc moins contaminés par les métaux lourds. De même, consommez de préférence les poissons sauvages ou d'élevage bio. Ces sources alimentaires marines sont très importantes car dans certaines situations (vieillissement, stress, diabète, carence en micronutriments...), nous n'arrivons pas à fabriquer ces deux acides gras à très longues chaînes parce qu'une de nos enzymes est déficiente. Alors, 1 à 2 fois par semaine, poisson gras au menu, n'oubliez pas !

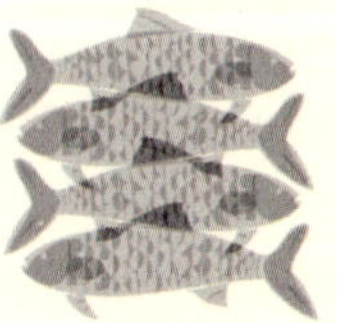

oméga 6

L'***acide linoléique*** est un acide gras essentiel de la famille oméga 6 que l'on doit trouver dans notre alimentation à défaut de pouvoir le fabriquer. Depuis quelques années, les oméga 6 ont mauvaise presse, en particulier par le corps médical. Je me révolte à chaque fois que je lis ce genre d'articles ou que j'écoute des conférences car pour simplifier le discours, il est plus facile de diaboliser tous les oméga 6. Or, s'il est vrai que certains sont néfastes, d'autres sont très bénéfiques et irremplaçables et je vais vous expliquer pourquoi.

pas tous semblables

Il est important de distinguer les oméga 6 d'origine végétale, apportés par les huiles, et ceux d'origine animale, contenus dans les viandes grasses, charcuteries, fromages, beurre, et œufs. Ce sont ces derniers qui, consommés en excès, sont nocifs pour notre santé avec une augmentation de l'inflammation et du risque cardio-vasculaire. Par contre, les ***huiles végétales*** riches en oméga 6 (tournesol, carthame, chanvre, soja, pépins de courge) ne doivent surtout pas être bannies de notre alimentation car ces acides gras agissent positivement sur l'allergie, l'inflammation, le système nerveux, le système cardio-vasculaire, la régulation hormonale et j'en passe. Il faut juste trouver un bon équilibre entre les différentes huiles, privilégier l'huile d'olive et les huiles riches en oméga 3, ce qui diminuera naturellement la proportion d'oméga 6.

en pratique

Les huiles riches en oméga 6 ***s'oxydent facilement***, elles ne supportent pas ou mal la cuisson, se conservent à l'abri de la lumière et même au frais voire au réfrigérateur pour certaines. Les sources alimentaires sont toutes les huiles végétales, et tout particulièrement les huiles de tournesol, carthame, pépins de courge, noix, sésame… ainsi que les graines comme le tournesol, le sésame, les amandes, les noix.

autres lipides

Dans le grand groupe des lipides, on trouve aussi en faible proportion d'autres constituants qui ont un intérêt majeur pour notre organisme et que l'on regroupe sous le nom bizarre d'insaponifiable : ce sont le ***cholestérol***, certaines hormones, des antioxydants et aussi les 4 vitamines liposolubles A, D, E, K.

pas si vilain

Il ne vous a pas échappé que le cholestérol a très mauvaise réputation. Et pourtant, c'est un ***constituant indispensable*** à bien des niveaux et quand on l'attaque – c'est toujours à tort – je prends sa défense ! En effet on envisage toujours le cholestérol pour son mauvais côté. Il est vrai qu'il peut boucher les artères mais dans ces cas-là, c'est surtout celui que l'on fabrique en excès qui est problématique, et non pas celui que l'on mange. Le souci, c'est que 85 % du cholestérol de notre organisme provient de notre fabrication interne et que celui que l'on mange ne représente que 15 %.

rôle du cholestérol

Voyons plutôt ses bons côtés et, croyez-moi, il en a ! Le cholestérol est à l'origine de la fabrication des constituants de la ***bile*** ainsi que de nombreuses ***hormones*** dites stéroïdes comme les hormones féminines (progestérone, œstrogènes) et masculines (testostérone) mais aussi le cortisol. Le cholestérol est précurseur de la vitamine D, c'est-à-dire que sans lui, notre corps ne peut pas la fabriquer au niveau de la peau sous l'effet des rayons du soleil. Le cholestérol est enfin un constituant important de l'épiderme, il permet à notre peau de garder sa fluidité et la même texture, quelles que soient les variations de température. Alors, qu'en pensez-vous, il est plutôt gentil avec nous le cholestérol, non ?

en résumé

Le fonctionnement et l'entretien de nos cellules nécessitent du « gras », donc ne vous privez pas mais ne vous forcez pas non plus. Pour les huiles, soyez curieux, achetez une ***huile*** qui vous tente mais choisissez-la toujours ***vierge et de première pression à froid***, sinon elle n'a ni goût ni intérêt nutritionnel. Si vous préférez rester sur l'huile d'olive, découvrez les différents fruités : l'ardence (ou piquant) du fruité vert, la douceur du fruité noir, la rondeur du fruité mûr, mais surtout dégustez-la et prenez-y plaisir !

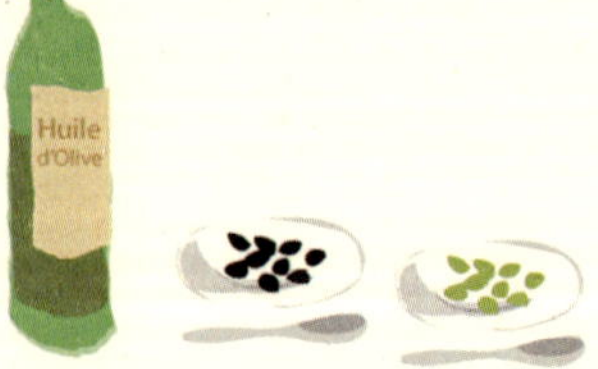

Les glucides, sucres à grande ou petite vitesse

carburant universel

Les glucides ont un rôle essentiellement énergétique, toutes les cellules peuvent utiliser le glucose comme « carburant » et même certaines ne savent utiliser que celui-ci. C'est le cas des globules rouges mais aussi du cerveau. Quand notre taux de glucose dans le sang (glycémie) est bas, la ***faim*** nous signale qu'il est temps de « refaire le plein », le cerveau commence à manquer d'énergie et nous envoie des signaux : somnolence, irritabilité, difficultés à se concentrer et parfois même maux de tête. L'envie de « sucré » que l'on peut ressentir à ce moment-là est normale car c'est le sucre qui va réalimenter le cerveau et faire disparaître tous ces désagréments.

glucides et muscles

Les glucides ont deux rôles mal connus mais ô combien importants ! Au quotidien, j'explique dans ma consultation la nécessité de consommer chaque jour de bons glucides, même, et surtout, dans une démarche de perte de poids. D'une part, ils empêchent la ***dégradation*** de vos propres protéines (vos muscles) à des fins énergétiques, et, d'autre part, ils favorisent la ***synthèse*** de la plupart des acides aminés (les fameux wagons) constitutifs de vos protéines (les trains).

ADN et ATP

Des glucides bien particuliers, les ***pentoses***, sont des constituants de notre matériel génétique, en particulier l'ADN qui porte l'information génétique, et l'ARN qui la transporte. Les pentoses font aussi partie de l'ATP (adénosine triphosphate), véritable réservoir d'énergie à l'intérieur de la cellule et présent chez tous les êtres vivants.

les sources alimentaires

Beaucoup d'aliments apportent des glucides mais il faut savoir faire un « tri sélectif » car tous ne se valent pas. D'une part, les céréales, les légumineuses, le pain, les pâtes, les fruits frais, les fruits secs, les légumes, le miel, le sucre, le chocolat… en apportent ***naturellement***. D'autre part, il y a tous les produits industriels qui contiennent du ***sucre rajouté*** : sodas, boissons sucrées, biscuits, gâteaux, viennoiseries, desserts lactés, bonbons, glaces… Et là bien sûr, on va le voir, ce n'est pas pareil.

l'index glycémique

Quand on mange un aliment glucidique, notre taux de glucose dans le sang (glycémie) augmente, plus ou moins selon l'aliment consommé. Le pancréas sécrète alors une hormone, l'insuline, qui nous permet d'assimiler et d'utiliser ce glucose. L'index glycémique (IG) représente donc le pouvoir hyperglycémiant d'un aliment et permet de classer les aliments en fonction de leur réponse glycémique après ingestion. Plus la glycémie augmente rapidement, plus l'index glycémique sera élevé, et, au contraire, moins elle s'élèvera, et plus il sera bas. On parle alors d'aliments à ***IG haut*** ou d'aliments à ***IG bas***, avec l'index de 100 attribué à l'aliment de référence qui est en général le glucose ou le pain.

des hauts...

C'est ainsi que l'on a découvert que certains aliments riches en amidon, autrefois classés comme « ***sucres lents*** », étaient en réalité assimilés rapidement comme la pomme de terre ou le pain blanc, alors que certains « ***sucres rapides*** », comme le miel ou les fruits, étaient eux assimilés plus lentement. Les aliments à IG haut sont, en général, les produits raffinés « blancs » comme la farine, le pain, le riz, le sucre et les produits sucrés, mais aussi le maïs ou la pomme de terre. S'ils sont consommés seuls, la glycémie a tendance à monter très vite et la sécrétion d'insuline est toute aussi véloce, entraînant ensuite une baisse de la glycémie importante et rapide. C'est ce que l'on appelle l'hypoglycémie réactionnelle qui provoque une envie de sucre et… c'est reparti, on mange du sucre, ça monte puis ça descend, on se croirait dans des montagnes russes !

... et des bas

Les aliments à IG bas sont des aliments peu ou pas raffinés. Il s'agit des céréales complètes, des légumineuses, du pain complet, des légumes, des fruits frais, fruits secs et oléagineux. Leurs glucides sont assimilés plus lentement, c'est pourquoi j'ai l'habitude de les comparer à des aliments contenant du « ***sucre retard*** », permettant à la glycémie d'être mieux équilibrée. La période de satiété entre deux repas est ainsi bien plus longue, ce qui vous aide naturellement à espacer vos prises alimentaires et vous permet de ressentir un bien-être d'autant plus grand.

mais attention !

Depuis quelques années, l'index glycémique est servi à toutes les sauces : pour maigrir, pour faire baisser le diabète et le cholestérol, pour prévenir le cancer… C'est en grande partie vrai et favorable à notre santé car les aliments à IG bas sont ***plus naturels***, donc plus riches en fibres, minéraux, oligo-éléments, vitamines, antioxydants et donc plus sains. Mais il s'est créé une véritable phobie, et certains de mes patients me disent qu'ils se nourrissent uniquement à partir d'une liste d'aliments autorisés, ceux à index glycémique bas et moyen, et rejettent totalement ceux à index glycémique haut !

cherchez l'erreur

Ce qui n'est jamais précisé ou presque – et c'est le détail qui fait tout – c'est que l'index glycémique d'un aliment s'abaisse dès lors qu'il est consommé ***au cours d'un repas***, associé à des lipides (huiles), à des protéines (viande, poisson, légumineuses) et surtout à des fibres (fruits et légumes). Et c'est précisément ce qui se passe au cours d'un repas. La pomme de terre, que je défends bec et ongles, a été diabolisée à tort ! Elle voit son IG diminuer fortement si elle est associée à de l'huile d'olive, du poisson et des légumes. Il ne faut donc pas bannir tous les aliments à IG élevé mais conserver ceux qui sont naturels et non raffinés (sucre complet, blond, sirop d'érable, miel, pommes de terre, bettraves…) et les consommer systématiquement au cours ou à la fin d'un repas.

à éviter

Les ***produits sucrés industriels,*** avec en tête de liste les différents sodas, boissons sucrées et bonbons, ne sont pas bons pour la santé s'ils sont consommés en grande quantité. Ils contiennent en effet beaucoup de sucre, mais aussi différents acides et de nombreux additifs. Je ne veux en aucun cas les diaboliser car vous savez maintenant que l'interdit crée l'envie et que c'est « la dose qui fait le poison ». Mais je souhaite plutôt vous informer et vous sensibiliser à leurs effets néfastes à long terme sur notre organisme.

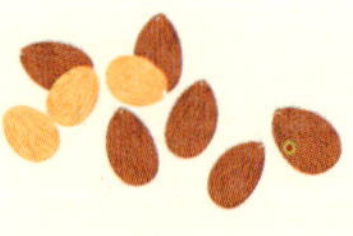

Les fibres, ou les secrets de notre digestion

amies de notre tuyauterie ?

Dans une bonne alimentation, tout ne doit pas être digéré. En effet, notre organisme produit des « déchets » et pour les éliminer, il nous faut une certaine quantité de substances indigestibles (mais pas indigestes !) que l'on appelle les fibres alimentaires. Elles ne sont pas digérées, c'est-à-dire que nos enzymes ne savent pas les « couper » en substances assimilables, elles ne seront donc ***pas absorbées***. Certaines peuvent tout de même subir une dégradation totale ou partielle au niveau de notre gros intestin (ou côlon) grâce à une flore intestinale spécifique appelée flore de fermentation.

classement

Il existe deux sortes de fibres alimentaires, les fibres ***solubles*** et les fibres ***insolubles***. Les premières sont transformées par fermentation par la flore du côlon tandis que les autres ne fermentent pas et se retrouvent donc dans les selles. Ces caractéristiques leur donnent des propriétés différentes mais tout aussi intéressantes pour notre santé.

solubles

Les fibres solubles, comme leur nom l'indique, ont le pouvoir de se dissoudre dans l'eau et de former avec celle-ci des gels ou des solutions plus ou moins visqueuses. On les trouve dans les fruits (comme la ***pectine*** qui nous permet de faire la confiture), les légumes (***hémicelluloses***), les graines (***mucilages***), les sécrétions de certains végétaux (***gommes***), les algues (agar-agar, carraghénates, alginates) et le son d'avoine (β-glucanes).

Ces fibres subissent une fermentation au niveau du côlon droit et forment des substances qui « nourrissent » la flore intestinale. Sans ces fibres, certains de nos micro-organismes utiles, appelés aussi ***probiotiques***, ne survivent pas faute de nourriture, ce qui perturbe le fonctionnement de notre intestin.

insolubles

Les fibres insolubles dans l'eau absorbent l'eau et gonflent comme une éponge. Elles ne fermentent pas, ne sont pratiquement pas dégradées dans le côlon et permettent donc la formation des selles et l'élimination des déchets. Elles sont apportées par la ***cellulose*** et la ***lignine***, qui font partie de l'enveloppe des céréales et de certains légumes « fibreux ». Les sources alimentaires les plus importantes sont les céréales complètes, les légumineuses, certains légumes et le son de blé.

transit garanti

Les fibres sont des ***régulateurs*** du transit intestinal, c'est-à-dire qu'elles accélèrent le transit s'il est trop lent mais également le ralentissent s'il est trop rapide. Les fibres insolubles sont les plus efficaces grâce à leur pouvoir hygroscopique, c'est-à-dire leur capacité à absorber une grande quantité d'eau. Si le transit est plutôt lent, les fibres vont augmenter le volume des selles en les hydratant, ce qui va stimuler les mouvements naturels de l'intestin appelé péristaltisme ainsi que leur progression, à condition de boire suffisamment par ailleurs. Si le transit est rapide et les selles liquides, les fibres vont absorber l'eau excédentaire et ralentir ainsi l'évacuation.

Un bon fonctionnement de l'intestin fait partie des piliers de la bonne santé.

sucres retardés

Les fibres solubles ralentissent l'absorption des glucides car elles sont visqueuses : notre estomac se vidange plus lentement et leur assimilation se fait donc progressivement. Par ailleurs, les fibres insolubles peuvent « emprisonner » une petite quantité de glucides qui n'est donc pas absorbée. Elles ***diminuent ainsi l'index glycémique***. Une alimentation riche en fibres permet un bon équilibre de la glycémie ce qui est encore plus intéressant chez les personnes diabétiques ou prédiabétiques.

cholestérol évacué

Là aussi, ce sont les fibres solubles les plus efficaces et surtout la pectine que l'on trouve dans les fruits et tout particulièrement dans les pommes, ce qui finalement confirme le dicton populaire « Une pomme par jour éloigne le docteur pour toujours ». Les fibres permettent d'augmenter ***l'élimination intestinale du cholestérol*** contenu dans la bile ce qui participe à régulariser le taux sanguin. Une alimentation naturellement riche en fibres comporte la consommation d'une part importante de produits végétaux, naturellement pauvres en « mauvaises graisses » et riches en antioxydants. Cela contribue certainement, en plus de « l'effet fibres », à diminuer les taux de lipides sanguins.

faim calmée

Les fibres augmentent la sensation de satiété entre deux repas et retardent donc le retour de la sensation de faim. Ce sont surtout les fibres solubles qui sont efficaces, car elles ralentissent la digestion, augmentent le volume du bol alimentaire grâce à leurs propriétés visqueuses. L'idéal est donc de consommer des aliments qui en contiennent ***naturellement*** comme les fruits, les légumes, les légumes secs, les flocons d'avoine, les graines de lin. On peut ainsi s'abstenir de certains compléments alimentaires souvent chers et pas toujours très efficaces !

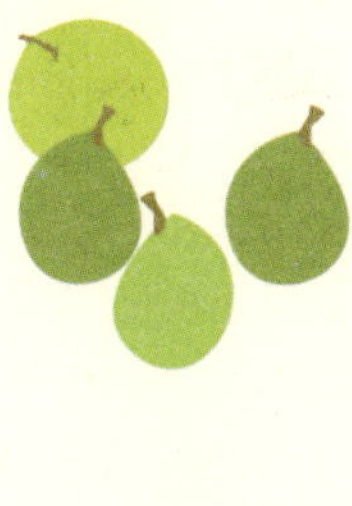

déminéralisation ?

Certains de mes patients craignent que les aliments riches en fibres ne les « déminéralisent » et sont inquiets pour leurs enfants, en cas de grossesse ou au moment de la ménopause. Rassurez-vous, il n'y a ***aucun risque.*** Il est vrai que les fibres entraînent avec elles un peu de glucose et de cholestérol, mais ce n'est pas gênant, ainsi que de petites quantités de calcium, de magnésium, de fer et de zinc. Il ne faut cependant pas oublier que les aliments riches en fibres comme les céréales complètes, les légumineuses ou les fruits oléagineux sont aussi parmi les plus riches en ces minéraux. Ainsi, même si une petite partie de ces précieux micronutriments est éliminée, vous en absorberez toujours plus que si vous aviez consommé des produits raffinés.
Ne vous privez donc pas de fibres !

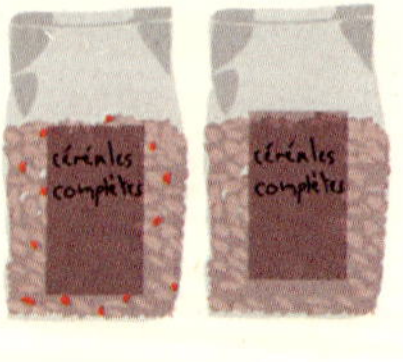

Les minéraux et oligo-éléments, indispensables inconnus

non énergétiques

Notre corps contient aussi des matières minérales appelées ***minéraux*** ou ***oligo-éléments***. Ils n'ont pas de valeur énergétique, peuvent être présents en grandes quantités à certains endroits de notre organisme comme les os ou les dents, ou en plus petites quantités, dans le sang par exemple. À l'intérieur du corps, ils ne sont pas inertes, ils bougent et se renouvellent constamment, c'est pourquoi notre alimentation doit nous les apporter quotidiennement.

minéraux ou oligo-éléments ?

Ce n'est qu'une question de quantité car ils sont tous de nature minérale. Certains existent en quantité pondérale, c'est-à-dire de l'ordre de quelques dizaines à quelques centaines de grammes pour le phosphore, le magnésium ou le sodium ou même du kilo pour le calcium, et sont alors appelés ***minéraux***. D'autres sont présents en quantité infinitésimale, de l'ordre du gramme, milligramme ou même microgramme comme pour le zinc ou sélénium, et sont alors nommés ***oligo-éléments***. Malgré leur faible dosage, ils interviennent dans de nombreux mécanismes biologiques et sont indispensables au bon fonctionnement de l'organisme. Un milligramme d'un oligo-élément peut s'avérer tout aussi indispensable à notre santé que plusieurs centaines de grammes d'un minéral. Le proverbe africain « Le criquet tient dans le creux de la main mais on l'entend dans toute la prairie » s'applique bien aux oligo-éléments, petits mais que d'effets sur notre santé !

calcium (Ca)

L'origine du nom vient du latin *calx*, la chaux qui est de ***l'oxyde de calcium***. C'est le plus abondant des minéraux de notre organisme, près de 99 % du calcium se trouve concentré dans les os et les dents, soit environ 1 kg. Son rôle principal, et aussi le plus connu, est d'être un constituant majeur du ***tissu osseux*** mais il intervient aussi dans bien d'autres fonctions de l'organisme comme la contraction musculaire, la transmission de l'influx nerveux, le rythme cardiaque et la coagulation sanguine.

Les sources alimentaires les plus connues et les plus consommées du calcium sont le lait et les produits laitiers. Le calcium se trouve en bonne quantité dans les yaourts (les « vrais », c'est-à-dire que le mot « yaourt » doit apparaître sur l'étiquette) et surtout les ***fromages, tout particulièrement ceux à pâte dure*** comme le parmesan, le comté ou le beaufort. Mais il y en a aussi dans d'autres aliments : la ***sardine***, championne en titre, en apporte autant que la plupart des fromages, ainsi que les crustacés, les coquillages et tous les autres produits de la mer, le persil, les fruits oléagineux comme les ***amandes***, noisettes et noix diverses, le ***sésame***, les fruits secs (dattes, figues, abricots), les légumes, les fruits (et tout particulièrement les fruits rouges et les agrumes), les céréales complètes…

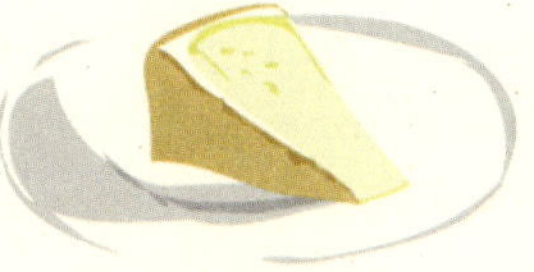

Si vous n'aimez pas le lait ou le fromage, ne stressez pas et surtout ne vous forcez pas à en consommer, cela vous fera plus de mal que de bien. C'est que votre corps se débrouille très bien sans et d'ailleurs, très souvent, les autres ***aliments riches en calcium*** vous attirent particulièrement. Dans bien des pays, les produits laitiers n'existent pas et pourtant les gens marchent, courent, vivent normalement sans se briser les os, les femmes mettent au monde des enfants et ceux-ci grandissent normalement !

phosphore (P)

Le nom vient du grec *phos* (lumière) et *phoros* (porteur), le « porteur de lumière », car le phosphore est une poudre blanche qui brille dans le noir. Il contribue avec le calcium, le magnésium et le silicium à la bonne minéralisation des os et des dents. Le phosphore fait partie des constituants essentiels de nos cellules et de nos membranes : phosphoprotéines, phospholipides et ADN. Il participe à la production, au transfert et au stockage de ***l'énergie*** sous forme d'ATP.

Tous les aliments contiennent du phosphore, les apports sont donc ***faciles à couvrir***. Les sources alimentaires les plus importantes sont le lait, les produits laitiers, le soja et les autres légumineuses comme les lentilles, les pois chiches, les haricots secs et aussi les fruits secs.

magnésium (Mg)

On trouve deux étymologies : de Magnésia, ancienne cité grecque où l'on exploitait le minerai de magnésie, ou du latin médiéval *magnesia* qui signifie magnésie (***oxyde de magnésium***). Le magnésium est un élément essentiel au bon fonctionnement de notre organisme puisqu'il intervient dans plus de 300 réactions enzymatiques. Le magnésium participe à la production d'énergie, il est indispensable à l'équilibre du système nerveux, au système immunitaire, à la minéralisation de l'os, à la contraction musculaire et cardiaque, à l'adaptation au stress…

De nos jours, entre notre rythme de vie, en général infernal, les situations stressantes et notre alimentation raffinée, les ***déficits*** en magnésium sont ***fréquents***, ce qui fragilise rapidement notre santé : fatigue, nervosité, anxiété, irritabilité voire même déprime, avec souvent un sommeil perturbé mais aussi des crampes, de la spasmophilie, une baisse des défenses immunitaires… Cela a souvent pour conséquences que le premier microbe est pour vous !

L'alimentation « moderne » contient peu de magnésium car celui-ci se trouve dans l'enveloppe des céréales qui est éliminée au raffinage afin d'obtenir malheureusement des céréales, des farines et des pains bien blancs mais aussi bien pauvres en nutriments. Il faut donc revenir à une nourriture moins raffinée : riz ou pâtes, demi-complets ou complets, farines bises et pain complet. Et puis, les aliments les plus riches en magnésium sont le plus souvent écartés des régimes amaigrissants car ils ont la réputation de « faire grossir ». Non, non et non, tout cela est faux ! Cacao, chocolat noir, amandes, noisettes, noix, sésame, lentilles, pois chiches, haricots ainsi que tous les fruits secs sont précieux et en plus très bons, ***surtout le chocolat***, à consommer chaque fois que votre corps les réclame.

fer (Fe)

Le nom vient du latin *ferrum*, fer ou de l'anglais *iron* ou *iren*, colère, en référence à la force de ce métal. Le fer est indispensable à tous les mécanismes de respiration cellulaire, c'est un ***constituant de l'hémoglobine***, qui transporte l'oxygène dans le sang, et de la myoglobine, qui est plutôt une forme de réserve d'oxygène au niveau du muscle.
Le déficit en fer est assez fréquent chez les femmes, du fait des pertes menstruelles. La carence en fer est responsable

de l'anémie avec pâleur de la peau, fatigue, palpitations, essoufflement.

La couverture des besoins nutritionnels en fer est difficile car l'absorption intestinale est en général assez faible. Le fer alimentaire le mieux absorbé est celui de la viande ou du poisson, avec, en tête, le ***boudin*** ! Alors si vous l'aimez, ne vous en privez pas ! Sinon toutes les viandes, rouges ou blanches, se valent et la cuisson ne modifie en rien sa composition. Donc ne vous obligez pas à manger un steak saignant ou bleu si cela vous écœure : cuit « dur comme de la semelle », il contient autant de fer ! Par contre, le fer contenu dans les légumes secs, les légumes, les fruits secs et oléagineux, ou les œufs est moins bien assimilé car certains constituants du repas comme les fibres, les tanins ou d'autres minéraux gênent son absorption.

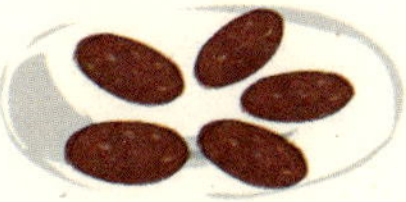

Il est possible de favoriser cette assimilation en consommant au même repas des aliments riches ***en vitamine C***. Alors quand les lentilles sont au menu, accompagnez-les de crudités assaisonnées avec de l'huile d'olive et du citron et parsemez de persil au dernier moment. Ou alors créez des salades « sucrées-salées », originales et colorées, avec des fruits frais émincés.

sodium (Na)

L'étymologie provient de l'arabe *sod* ou *souwad*, qui est une plante contenant beaucoup de ***soude*** (carbonate de sodium). Le symbole Na a été donné par le nom allemand ou latin *natrium*. Le sodium joue un rôle important dans la répartition de tous les liquides de l'organisme. Il intervient dans la régulation de la pression artérielle, la contraction musculaire et les échanges membranaires. Avec les bicarbonates, il participe au maintien de l'équilibre acido-basique.

Dans notre alimentation, le sodium est principalement apporté par le ***sel*** (qui est du chlorure de sodium), d'une part celui que l'on rajoute aux aliments et dont on peut contrôler la quantité, d'autre part celui consommé de façon insidieuse dans des aliments transformés dont la consommation est en constante augmentation. Le pain est la première source de sodium en France, suivi de près par le fromage, la charcuterie et tous les produits cuisinés.

En général, et pour la plupart d'entre nous, nous mangeons ***trop de sel*** et pourtant les méfaits sur notre santé sont bien connus et depuis longtemps : augmentation du risque d'hypertension artérielle et de maladies cardio-vasculaires, mais aussi des cancers et de l'ostéoporose. Quelques mesures ont été mises en place pour en diminuer notre consommation. Mais en priorité, soyons acteurs de notre santé ! Commençons déjà par remplacer le sel blanc par du sel gris, qui contient moins de sodium et en plus tous les oligo-éléments marins ; usons et abusons des herbes, des aromates, des épices en cuisinant ; limitons fortement les produits industriels et surtout ***goûtons systématiquement*** avant de rajouter du sel.

potassium (K)

L'origine du mot vient de l'allemand *pottash* (cendres en pots) car le carbonate de potassium était recueilli à partir des ***cendres de végétaux*** brûlés. Le nom latin *kalium* a donné le symbole K. Le potassium, avec le sodium, régule tous les échanges d'eau et de minéraux de l'organisme ainsi que l'équilibre acido-basique. Il se trouve en grande concentration dans les muscles, véritable réservoir de potassium, où se déroulent ses principales fonctions. Il intervient en effet dans la transmission de l'influx nerveux et les processus de contraction et de décontraction musculaire.

Le manque de potassium provoque des ***crampes*** et des ***douleurs musculaires***, ce sont surtout les sportifs qui sont concernés, particulièrement lors des efforts longs et répétés. Le potassium est surtout apporté par les aliments d'origine végétale et tout particulièrement par les fruits secs, surtout la banane et l'abricot, la banane fraîche et les autres fruits frais, les pommes de terre, les châtaignes, les légumes secs et tous les légumes en général. Ces aliments ont aussi un fort pouvoir alcalinisant, c'est-à-dire qui permet de compenser l'excès d'acidité de notre organisme.

iode (I)

Du grec *ioeidès* qui signifie violet, comme la couleur violette des vapeurs de l'iode lorsqu'il se sublime (ou s'évapore). L'iode est indispensable à la synthèse des hormones thyroïdiennes qui ont des effets physiologiques profonds sur l'ensemble de notre organisme. En effet, ces hormones accélèrent la synthèse et la dégradation de nombreuses substances, agissent sur le cœur, les muscles, le tube digestif et le système nerveux. La ***thyroïde*** est une glande majeure de l'organisme, et son dysfonctionnement a des retentissements profonds. Si elle devient paresseuse, on parle alors d'hypothyroïdie avec un métabolisme au ralenti, tout comme la personne d'ailleurs, qui est souvent fatiguée, frileuse avec une tendance à la prise de poids. Au contraire, lorsque la thyroïde « s'emballe », cela crée un hyperthyroïdisme. Le métabolisme est alors accéléré avec des palpitations, des insomnies accompagnées d'une perte d'appétit et de poids, parfois très importante.

C'est en observant ces deux phénomènes que certains « amaigrisseurs » ont eu l'idée de concocter des mélanges à base d'extraits thyroïdiens. Ces mélanges, en stimulant la thyroïde, provoquaient une hyperthyroïdie artificielle, entraînant un amaigrissement rapide mais très ***dangereux***. Heureusement, ces « cocktails » sont désormais interdits, mais combien de femmes ont vu leur thyroïde peiner à redémarrer ou être fortement perturbée après ce genre de traitements.

Pour couvrir les apports normaux en iode au quotidien, sauf allergie bien sûr, préférez leur absorption par les aliments qui en sont riches : les ***produits de la mer*** (poissons, coquillages, algues) mais aussi le soja, le lait, les produits laitiers. Les légumes, dont la teneur en iode est variable selon la composition des sols, peuvent être, selon les régions, d'excellentes sources d'iode.

zinc (Zn)

Son nom vient de l'allemand *zinke*, dent, car les cristaux de zinc ont une forme acérée et pointue à la sortie des fourneaux. C'est un ***oligo-élément majeur*** qui intervient dans un grand nombre de fonctions de notre organisme en participant à plus de 200 réactions enzymatiques. Il est indispensable à la régulation hormonale de nombreuses glandes, à la croissance, à la cicatrisation, à une bonne immunité. Il assure la solidité de nos cheveux, nos ongles et notre peau, et prévient le vieillissement cutané par son action antioxydante. Il contribue à une bonne acuité gustative et olfactive. En effet, en cas de déficit en zinc, nos papilles et notre nez sont moins performants !

Les besoins sont difficiles à couvrir car c'est le minéral ***le plus difficile à absorber***. Bon nombre de constituants de notre alimentation, la plupart pourtant indispensables à notre santé, perturbent son assimilation comme les fibres, les tannins, d'autres minéraux et l'alcool. Les sources alimentaires sont principalement d'origine animale et les végétariens sont plus sujets au déficit en zinc. Les huîtres (comme d'habitude en matière d'oligo-éléments !) sont les meilleures sources. On en trouve aussi dans les autres coquillages, le poisson, la viande et les œufs, mais aussi dans les graines de courge, le germe de blé, les légumes secs et les céréales complètes.

Dans la cuisine végétarienne, on utilise souvent toutes sortes de délicieuses graines dont les pépins de courge. Vous pouvez les faire légèrement ***griller*** avant d'en parsemer les plats au dernier moment. Vous pouvez aussi les insérer dans des cakes salés ou du pain, c'est vraiment délicieux !

chrome (Cr)

Du grec ancien *khrôma* puis du latin *chroma*, couleur, en référence à ses composés diversement colorés. Le chrome est indispensable au métabolisme des glucides, il potentialise l'action de l'insuline et participe ainsi activement à l'équilibre de la glycémie. En diminuant les hypoglycémies, il calme les envies intempestives de sucre et ***modère la sensation de faim***. Le chrome intervient aussi dans le métabolisme des lipides puisqu'il contribue à réguler les taux de cholestérol et de triglycérides sanguins. Les sources alimentaires sont variées : on en trouve dans le foie, les viandes et les œufs, mais aussi dans la levure de bière, la bière, les noix, les asperges, le gruyère, la prune, le brocoli, les pommes de terre et le poivre. Pensez à consommer régulièrement ces aliments pour couvrir vos besoins en chrome.

sélénium (Se)

Du grec *selene*, lune, car le tellure, terre, un autre oligo-élément, accompagne toujours le sélénium dans la nature, tout comme la terre et la lune sont indissociables. Le sélénium est un ***antioxydant*** qui protège l'ensemble de notre organisme des méfaits des radicaux libres et plus particulièrement la peau, les artères et les yeux. Il joue donc un rôle fondamental dans la prévention du vieillissement cellulaire, des maladies cardio-vasculaires et du cancer.

Le sélénium renforce aussi notre immunité et lutte contre l'inflammation. Il y a quelques années, le sélénium avait le « vent en poupe » dans les « ***stratégies anti-âge*** » grâce à son action préventive du vieillissement. De nombreuses personnes ont donc multiplié les doses et les différents produits pensant rajeunir d'autant ! Eh bien non, c'est exactement le contraire qui s'est produit car au-delà d'une certaine quantité, le sélénium est oxydant et toxique. Donc prudence ! Sachez, tout de même, qu'avec les aliments on ne craint pas le surdosage. Le sélénium est présent dans les fruits de mer, les poissons gras, les œufs, la viande, le lait et les fromages mais aussi dans l'ail, l'oignon, les algues, les céréales complètes et la levure de bière.

silicium (Si)

Il doit son nom à son principal composé, la silice, qui vient du latin *silex*, caillou. Le silicium est un constituant de la plupart des tissus de notre organisme, et tout particulièrement des os, dont il assure la ***solidité*** avec la complicité du calcium, du phosphore et du magnésium. Il retarde le processus de vieillissement cellulaire et stimule le système immunitaire. Le silicium favorise la ***souplesse*** et ***l'élasticité de la peau*** mais aussi des tendons et des articulations. Cette action est très intéressante pendant la grossesse, après l'accouchement ou après un amaigrissement important pour contrer le relâchement cutané ou atténuer les vergetures. Le silicium se trouve en bonne quantité dans la prêle, le bambou et l'ortie mais ils ne font malheureusement pas partie de nos aliments courants !

Pourtant, avez-vous déjà goûté la soupe d'ortie ? Je vous le conseille vivement, c'est délicieux ! Sinon, les betteraves, l'ail et l'oignon en contiennent ainsi que les céréales complètes, les pommes de terre et les haricots verts. Dans certaines situations particulières comme la grossesse, en cas ***d'ostéoporose***, pour permettre la consolidation d'une fracture…, et après avis médical seulement, il peut être intéressant de prendre des compléments riches en silicium.

qualité

Tous ces micronutriments sont d'une importance capitale pour notre santé et plutôt que d'envisager d'emblée une supplémentation pour éviter tout risque de déficit, commencez par acheter des fruits et des légumes frais, de saison, et le plus possible de production locale. Et si, en plus, ces produits sont issus de l'agriculture biologique, c'est encore mieux. Et oui, pour cela, il faut s'organiser en semaine ou le samedi matin, pour aller au marché par exemple. Mais vous verrez, l'ambiance des marchés est très sympathique, et c'est toujours l'occasion de rencontrer des producteurs ou d'autres consommateurs et même parfois d'échanger des recettes !

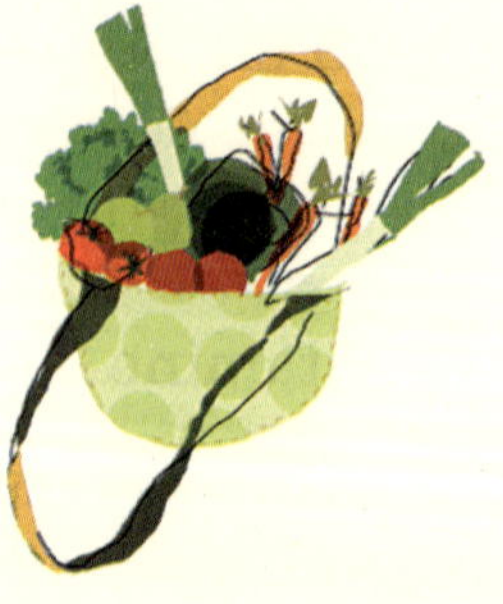

Une ribambelle de vitamines

vitales

En 1890, un chercheur polonais met en évidence une substance extraite de la cuticule de riz susceptible de guérir une maladie appelée Béri-Béri. C'est cette substance qu'il va appeler vitamine en 1911, créant ainsi un concept révolutionnaire : la notion de facteur nutritionnel indispensable à la vie, que l'homme ne peut synthétiser en quantité suffisante et qu'il doit trouver quotidiennement dans son alimentation. Treize substances répondent à cette définition, 4 sont solubles dans les graisses ou ***liposolubles***, ce sont les vitamines A, D, E, K, et 9 sont solubles dans l'eau ou ***hydrosolubles***, ce sont les vitamines du groupe B et C. Les vitamines n'ont pas de valeur énergétique.

vitamine A

La vitamine A, ou rétinol, participe aux mécanismes de la vision, ce qui la rend très précieuse pour nos yeux. Elle est aussi indispensable au bon état de la peau, des muqueuses, et améliore leur cicatrisation. La vitamine A n'existe que dans les aliments ***d'origine animale*** comme le foie, le jaune d'œuf et le beurre. Les légumes et les fruits colorés apportent du β-carotène qui est une provitamine A, c'est-à-dire qu'il est capable de se transformer en vitamine A dans l'organisme en fonction des besoins. Les carotènes sont par ailleurs des antioxydants puissants, en particulier pour notre peau.

Manger de la « vraie » vitamine A est très important car cela permet aux carotènes de prendre soin de notre peau plutôt que de continuellement se transformer en vitamine A. Si vous aimez, il ne faut donc pas se priver du vrai et bon ***beurre*** sur les tartines du matin, une cuillère à café couvrant ¼ des besoins. Mais attention, j'ai bien dit du vrai beurre et pas ces espèces de pâtes à tartiner ou margarines colorées, aromatisées et enrichies en vitamine A synthétique !

vitamine D

La vitamine D ou calciférol est appelée la vitamine « ***antirachitique*** », bien connue pour son rôle et son importance dans le développement, l'entretien et la bonne minéralisation de notre squelette. Ce n'est pas pour rien que nos mères ou nos grands-mères nous forçaient à avaler (beurk !) une cuillerée d'huile de foie de morue.

Depuis peu, la vitamine D fait parler d'elle dans bien d'autres domaines. Plusieurs études scientifiques récentes tendent à montrer qu'elle joue un rôle dans la prévention de certains cancers et maladies cardiaques. En France, on estime que 15 % de la population serait en manque ou possède des concentrations « limites ». On observe toutefois des variations importantes selon les régions, et du fait de l'ensoleillement, cette carence est plus importante dans le Nord que dans le Sud. La vitamine D stimule également le ***système immunitaire*** et permet de mieux résister aux infections. On utilise aussi des dérivés de cette vitamine pour traiter le psoriasis.

Malheureusement, la vitamine D est peu présente dans l'alimentation. Elle est surtout synthétisée par la peau sous l'effet des rayons ultraviolets. En théorie, 15 minutes d'ensoleillement par jour durant les 3 mois de l'été devraient suffire à couvrir 50 à 70 % des besoins, mais la réalité est différente. Je ne peux que vous conseiller de manger du ***poisson gras*** et de préférence du poisson sauvage, le saumon sauvage, par exemple, qui contient 5 fois plus de vitamine D que le saumon d'élevage. Il existe aussi des foies de morue en conserve, délicieux sur des croûtons grillés avec une petite salade.

vitamine E

La vitamine E, ou tocophérol, est avant tout un antioxydant. Son rôle essentiel est de protéger les graisses de l'oxydation, que ce soit celles de notre corps ou celles présentes naturellement dans les aliments. Dans l'organisme, la vitamine E empêche les lipides circulant dans nos vaisseaux sanguins de s'oxyder et de se déposer sur leurs parois, jouant ainsi un rôle important dans la ***prévention des maladies cardio-vasculaires***. Elle protège aussi les lipides qui composent les membranes cellulaires, comme celles de la peau, et ralentit le vieillissement cutané, ou celles des globules rouges, ce qui prolonge leur durée de vie.

Le ***beurre***, les ***poissons gras*** et les ***œufs*** sont riches en vitamine E mais ce sont surtout les ***huiles vierges*** et de première pression à froid qui en contiennent d'importantes quantités. Dans les huiles raffinées donc industrielles, on rajoute de la vitamine E de synthèse, beaucoup moins efficace et active, puisque la chaleur a détruit la vitamine naturelle. Pour assurer un bon apport au quotidien, privilégiez donc l'huile vierge de germe de blé (largement en tête), l'huile vierge de tournesol, de cameline, de chanvre et de sésame, ainsi que les graines de tournesol. Je vous invite à goûter ces différentes huiles savoureuses et précieuses !

vitamine K

La vitamine K, ou phylloquinone, est la vitamine « ***antihémorragique*** » car elle est indispensable à la coagulation sanguine et permet également la fixation du calcium. On la trouve dans de nombreux aliments, en particulier dans tous les choux sans exception ainsi que les légumes à feuilles très vertes. Et puis, l'organisme sait la fabriquer grâce à notre flore intestinale, donc pas de tracas avec la vitamine K !

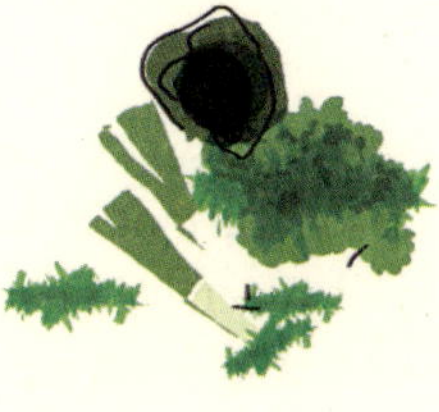

vitamines du groupe B

Les vitamines du groupe B sont au nombre de 8, on trouve les vitamines B1, B2, B3, B5, B6, B8, B9 et B12. Et oui, il y a des trous dans la suite de chiffres ! Chacune a ses propriétés bien spécifiques mais elles ont toutes en commun de participer au métabolisme énergétique, cela signifie que c'est grâce à elles que nos aliments sont ***transformés en énergie***.

A quelques exceptions près, elles sont apportées par les mêmes aliments : les abats, les œufs, les viandes et poissons, la levure de bière, le germe de blé, les céréales complètes et les légumineuses, les légumes et les fruits, le lait et les produits laitiers. Seule la vitamine B12 n'est apportée que par les aliments d'origine ***animale*** et les végétaliens – et non les végétariens – sont souvent carencés.

en pratique

Une alimentation diversifiée devrait théoriquement permettre la couverture des besoins journaliers mais le raffinage des céréales, l'épuisement des sols et les cuissons à trop forte température entraînent une diminution considérable de nos apports. Le stress et le ***vieillissement*** sont consommateurs des vitamines du groupe B.

Privilégiez donc les produits non raffinés, complets ou demi-complets (pain, farines, pâtes, riz), nettoyez rapidement vos légumes à l'eau sans les laisser tremper et cuisinez à la vapeur, à l'étouffée et à ***température douce*** (moins de 100 °C) le plus souvent possible. Adoptez une bonne hygiène de vie qui permet également de mieux supporter les situations stressantes et d'économiser ces précieuses vitamines et autres micronutriments. Mesdames, deux vitamines du groupe B sont particulièrement importantes pour vous : la vitamine B6 et la vitamine B9 !

vitamine B6

La vitamine B6 ou pyridoxine est indispensable au bon fonctionnement du système nerveux en général. Elle intervient dans la synthèse des neuromédiateurs : dopamine, sérotonine et GABA, et permet l'***assimilation du magnésium***. Elle est impliquée à de nombreux niveaux dans le métabolisme des protéines. L'alcool et la pilule contraceptive augmentent les besoin en vitamine B6. Les déficits sont fréquents et entraînent de la fatigue, des insomnies, des humeurs dépressives et un syndrome prémenstruel chez les femmes. Pour éviter tout ça, consommez régulièrement de la levure de bière, du poisson gras, des œufs, des noix et noisettes, des bananes, des pommes de terre, des avocats et des fruits secs.

vitamine B9

La vitamine B9, ou acide folique, est elle aussi importante pour la femme et tout particulièrement lorsque se dessine un « projet bébé » puis durant la grossesse. Elle est indispensable à la formation de la moelle épinière (ou tube neural) du ***fœtus*** jusqu'au cinquième mois de grossesse.

L'acide folique participe à la formation des globules rouges ce qui permet de prévenir certaines formes d'anémies. Il est nécessaire à la formation des acides nucléiques (ADN, ARN) qui contiennent et copient l'information génétique, ainsi qu'à la reproduction cellulaire. Du latin *folium*, qui signifie feuilles, on le trouve en abondance dans tous les légumes verts et en particulier dans les ***épinards***, le ***cresson*** ou la ***mâche***. Lavez-les rapidement sans les laisser tremper sinon la vitamine B9 s'en ira… avec l'eau !

vitamine C

La vitamine C, également connue sous le nom d'acide ascorbique, est sans aucun doute la plus populaire de toutes les vitamines mais paradoxalement aussi la moins connue. Son intérêt nutritionnel ne se limite pas seulement à stimuler nos défenses immunitaires. La vitamine C est nécessaire à la fabrication du collagène, protéine majeure du tissu conjonctif, omniprésent dans tout notre corps (peau, os, tendons, cartilages, organes). Elle participe aussi au métabolisme du fer, à la synthèse de nombreux composés et diminue la réaction allergique. Enfin, la vitamine C est ***antioxydante*** et protège particulièrement les fumeurs des effets toxiques de la cigarette, c'est pourquoi leurs besoins journaliers sont supérieurs à ceux des non-fumeurs.

Les fruits et les légumes nous apportent théoriquement la vitamine C nécessaire chaque jour à notre organisme. Sachez tout de même qu'elle n'est présente dans les végétaux seulement quelques jours avant leur maturité complète ! D'où l'intérêt de manger des fruits et des légumes cueillis mûrs. Les sources naturelles sont toujours plus intéressantes car certaines substances présentes dans les aliments, comme les flavonoïdes, rendent son action plus efficace et plus puissante. Les aliments les plus riches en vitamine C sont l'acérola, petite cerise brésilienne, et le fruit de l'églantier. Mais plus facile à consommer, il y a aussi le kiwi, tous les fruits rouges et les agrumes, ainsi que les légumes, en particulier le persil et les choux. Pour profiter pleinement de la vitamine C, les ***fruits*** doivent être mangés crus, rapidement après cueillette, et les ***légumes*** préparés au dernier moment, car la vitamine C est très fragile et détruite à la cuisson, à la lumière, à l'air et par dissolution.

Les antioxydants, secrets de jouvence

paradoxe

Tous les êtres vivants doivent résoudre un problème insoluble : l'oxygène est indispensable à la vie mais il faut aussi s'en protéger car c'est lui qui nous tue à petit feu chaque jour, arrachant un petit bout de membrane par-ci, abîmant une protéine par-là. Nous ***vieillissons*** tout simplement parce que nous nous ***oxydons***, de la même manière que le caoutchouc durcit ou que le métal rouille si on les laisse sans protection face aux intempéries.

radicaux libres

Les radicaux libres sont des composés devenus instables à la suite d'un phénomène physiologique qui a arraché ou ajouté un électron à leur surface. Ils sont hautement agressifs et agissent comme de ***véritables terroristes***, volant les électrons d'autres molécules afin de retrouver leur stabilité. C'est le début d'une réaction en chaîne qui vandalise tout sur son passage. Les radicaux libres existent naturellement dans notre organisme et ne sont pas toujours néfastes, par exemple ils sont produits par les globules blancs pour attaquer les bactéries ou les virus, cela fait partie du processus des défenses immunitaires. C'est seulement s'ils sont fabriqués en trop grande quantité et pas au bon endroit que les ennuis commencent !

les dégâts

Les radicaux libres attaquent tous azimuts : ils ont une grande affinité pour les lipides de nos membranes, ce qui rend nos cellules très vulnérables face aux toxines, aux toxiques et aux microbes. Ils rigidifient les membranes souples et assouplissent les tissus qui devraient rester rigides, « ***vandalisent*** » les mitochondries où se déroule la production d'énergie, ils s'attaquent à l'ADN… Intervient alors notre système interne de défense, composé d'antioxydants qui piègent et transforment les radicaux libres en composés inoffensifs.

Ce processus est puissant mais il peut s'avérer insuffisant quand les ***situations oxydantes*** sont trop nombreuses : tabagisme, stress chronique ou aigu, exposition au soleil, aux polluants, excès de nourriture, maladies et traitements médicamenteux, sport intensif… Ce n'est qu'à ce moment-là que les troubles apparaissent :

on observe surtout un vieillissement prématuré mais aussi une fatigue chronique, une baisse de l'immunité, une augmentation des risques cardio-vasculaires ou des phénomènes inflammatoires chroniques.

rôle de protection

La nature nous a naturellement dotés d'un système de défense contre les radicaux libres, les antioxydants. Certains sont fabriqués dans notre corps, d'autres sont apportés par notre alimentation. Ils sont ***nombreux*** et ont deux positions stratégiques leur permettant de lutter contre les radicaux libres, ***dans la cellule***, siège des réactions vitales, et ***dans la membrane***, qui joue un véritable rôle de protection. Mais il n'y a pas de « patrouilles de défense » à l'extérieur de la cellule, ce qui permet aux radicaux libres de se promener aisément dans le milieu circulant. Les antioxydants les plus connus sont les vitamines C, E, les caroténoïdes, le glutathion, les polyphénols, le coenzyme Q10 mais aussi des oligo-éléments comme le zinc et le sélénium.

les aliments

Les aliments riches en antioxydants sont les fruits et légumes frais, de couleur vive comme les carottes riches en carotènes, les tomates en lycopène, les pousses de brocoli en sulforaphane, les fruits rouges en anthocyanes, le raisin en polyphénols et donc aussi le vin rouge, le thé vert en catéchines, les huiles vierges en vitamine E. Mais on trouve aussi des antioxydants dans les fruits secs, les légumineuses, les aromates comme l'ail et l'oignon, les épices comme le curcuma et… ***le chocolat*** !

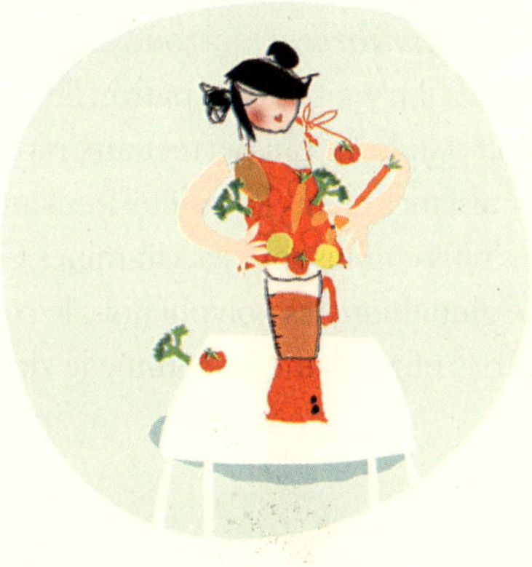

pour ne pas rouiller ?

Pour ralentir le vieillissement, commencez par limiter la prise d'aliments qui nous oxydent donc nous « rouillent » en favorisant la production de radicaux libres. Ces aliments à éviter sont tous les produits industriels très riches en sucre blanc et en graisses saturées ou trans, les additifs alimentaires, l'alcool, les aliments grillés, brûlés, fumés… Préférez une ***alimentation simple***, ***saine*** et basée sur la variété et le plaisir : des légumes et fruits frais colorés, de saison, de terroir et bio si possible, assaisonnés avec des huiles vierges et de première pression à froid et avec des aromates (ail, oignon, échalote) à volonté, des épices comme le curcuma, le poivre, le gingembre, la cannelle, les clous de girofle, du thé vert régulièrement (infusé 10 minutes), un verre de vin rouge si vous aimez et bien sûr n'oubliez pas le chocolat noir quand vos papilles vous le réclament !

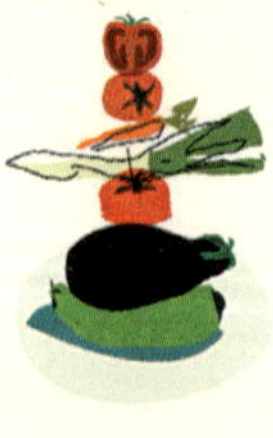

Ça coule de source

vie

Le besoin en eau est le plus impérieux de tous les besoins nutritionnels. On peut continuer à vivre sans nourriture pendant un bon moment car notre organisme sait s'adapter, mais rester 2 à 3 jours sans eau entraîne la mort. Nous ne possédons ***pas de réserve d'eau***, il faut donc boire régulièrement tout au long de la journée pour couvrir les apports indispensables à l'hydratation des cellules de notre corps.

répartition

Adulte, notre corps est composé en moyenne de 55 à 65 % d'eau. L'homme a une masse hydrique plus importante que la femme du fait de sa plus grande masse musculaire, ensuite ce pourcentage diminue progressivement avec l'âge pour ne représenter plus que 50 % environ vers 75 ans. Les 35 à 50 litres d'eau que nous possédons, soit tout de même 35 à 50 kg, sont localisés à l'intérieur de la cellule, c'est l'eau ***intracellulaire,*** et aussi à l'extérieur. Cette eau ***extracellulaire*** bouge, et circule comme le sang, la lymphe ou les liquides digestifs, par exemple. Afin de compenser chaque jour les pertes normales par les urines, la sueur, la respiration et les selles, notre organisme doit être en permanence alimenté en eau.

rôles

L'eau est un très bon solvant, sa structure biochimique permet de dissoudre facilement toutes les substances, bonnes ou mauvaises, sans discrimination aucune : les minéraux, les vitamines, les protéines, les glucides, les hormones… mais aussi les déchets métaboliques, les toxines et les toxiques. Après dissolution, l'eau ***transporte ces éléments vers les tissus*** qui en ont besoin, ou les dirige vers les voies d'élimination (rein, intestin, foie, peau). L'eau participe aussi à toutes les réactions biochimiques au sein de notre organisme et permet le maintien d'une température constante à l'intérieur du corps.

quelle eau boire ?

L'idéal est de boire une eau peu minéralisée car moins elle sera « chargée » en minéraux au départ, plus elle sera capable de dissoudre des substances sur son passage et de jouer son rôle de solvant. Il est très difficile de répondre à la question : faut-il boire l'eau du robinet, en bouteille ou filtrée. En effet, il n'y a pas d'eau parfaite, sinon l'eau jaillissante de la terre que l'on boit à la source !

robinet

L'eau du robinet est particulièrement économique (par rapport aux eaux en bouteille) et pratique (puisqu'elle est livrée directement à la maison). Elle est bien sûr potable, c'est-à-dire ***conforme aux normes*** bactériologiques et physicochimiques (germes, pH, turbidité, dureté, fluor, pesticides, nitrates). Mais attention, les taux de nitrates et de pesticides peuvent être parfois dépassés dans certaines régions agricoles où les sols sont régulièrement pollués. On peut également trouver des résidus d'hormones, de médicaments... Enfin, la présence de chlore, indispensable à la désinfection, n'est pas très agréable au goût.

bouteille

Les eaux en bouteille proviennent de nappes ou de gisements souterrains bactériologiquement sains et protégés de tout risque de pollution. Il existe des eaux de source et des eaux minérales, ces dernières revendiquent des propriétés reconnues bénéfiques par le ministère de la Santé. Toutefois, il est préférable de consommer une eau faiblement minéralisée. La teneur en minéraux, exprimée par la dénomination « résidus à sec à 180 °C » ne doit pas dépasser idéalement 150 mg/l. Les inconvénients sont le prix, le transport et le stockage des bouteilles. Enfin, les ***bouteilles plastique***, polluantes et non écologiques, pourraient, d'après certaines études, libérer des substances indésirables dans l'eau.

filtrée

Les systèmes de filtration à base de charbon actif permettent d'améliorer la qualité de l'eau du robinet en éliminant le goût et les odeurs désagréables, mais aussi des substances indésirables. Il existe des carafes filtrantes avec cartouche à changer tous les mois ou des systèmes plus sophistiqués mais plus pratiques, branchés sur la canalisation d'arrivée d'eau, et qui utilisent des cartouches actives pendant un an. Ces systèmes sont particulièrement efficaces à condition de ***respecter les consignes*** de renouvellement des cartouches, sinon le filtre saturé « recrache » toutes les saletés auparavant filtrées.

quelle quantité ?

On considère en général que 1 à 1,5 litre d'eau par jour suffit à ***couvrir les besoins***, mais ces quantités peuvent varier en fonction de votre alimentation. Si vous mangez beaucoup de fruits et de légumes renfermant 90 % d'eau, le besoin hydrique est alors moins important. Les pertes sont augmentées par temps chaud, par l'activité physique, mais aussi en cas de fièvre, de diarrhées ou de vomissements. Comme je l'ai précisé dans la première partie, pour adapter au mieux la quantité d'eau à consommer, il faut que l'urine ne soit ni trop claire, ni trop foncée, et faire 4 à 7 « pauses pipi » dans la journée et pas la nuit.

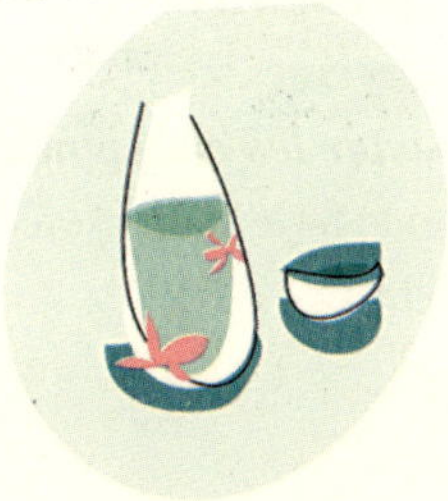

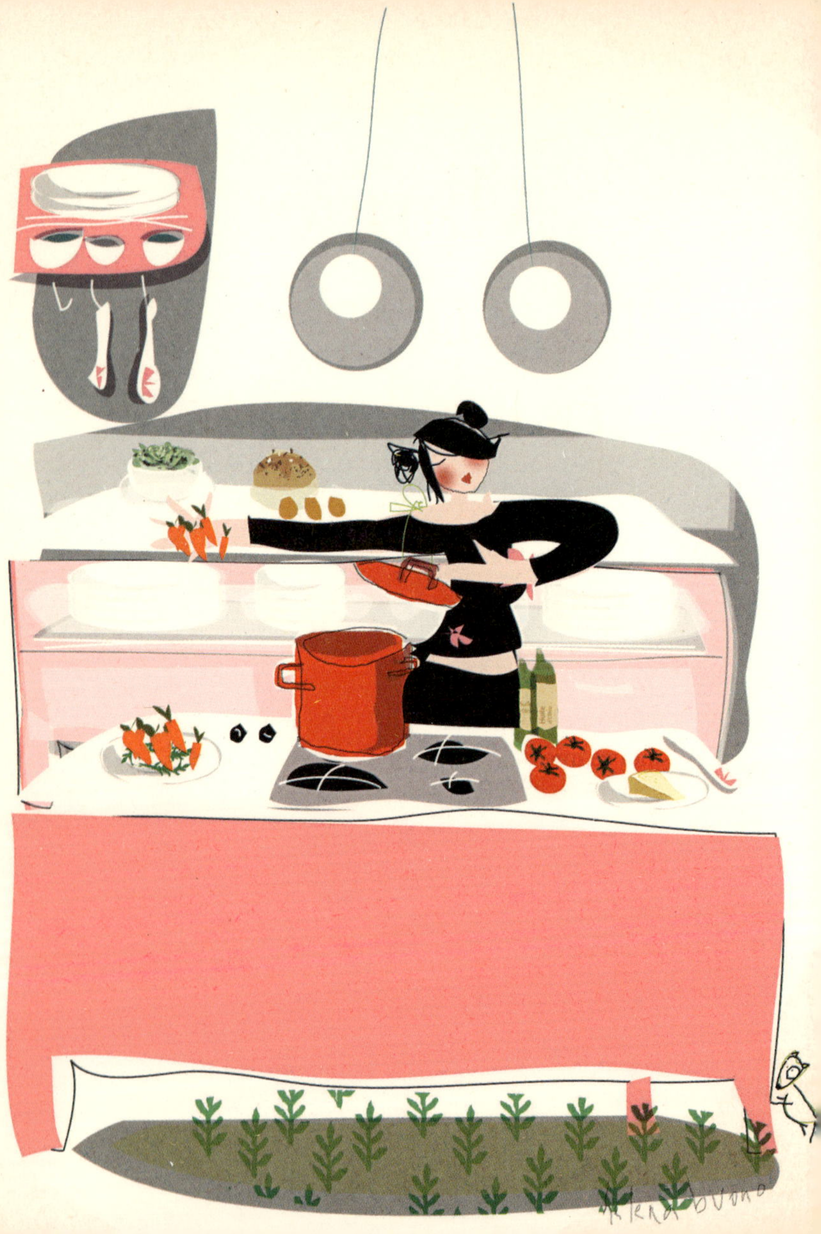

Manger, une nécessité pour la tête

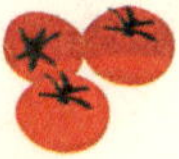

Nourrir le moral et l'esprit

plaisir...

L'homme se nourrit tout au long de sa vie par ***nécessité vitale*** mais aussi par ***plaisir***. En mangeant, nous donnons à notre corps des nutriments à assimiler. On oublie souvent que l'on nourrit en même temps notre esprit de sensations, d'émotions positives ou négatives, de moments de vie, d'environnements, de cultures et de traditions. Se nourrir, c'est aussi donner, recevoir, partager, transmettre, communiquer, aimer… Et c'est grâce au plaisir que tout cela peut exister.

« Se nourrir » et « se nourrir de plaisir » sont deux façons différentes d'appréhender l'acte de manger et bien souvent, c'est l'association au terme « plaisir » qui pose problème. Combien de personnes sont à la fois passionnées de cuisine et de saveurs, gourmandes, gourmets, curieuses et tout à la fois ***obsédées par les régimes*** et les règles diététiques ? C'est ainsi que les meilleurs livres de recettes et les livres des derniers régimes à la mode se côtoient sur leur table de chevet !

... de cuisiner

En matière de cuisine et de goût, le plaisir de faire est essentiel. Choisir le menu, sélectionner les ingrédients puis préparer le plat, c'est ***s'impliquer*** totalement dans la fonction de « nourrir » et de « se nourrir ». Une maman ou une grand-mère qui cuisine, c'est un atout fabuleux et une sacrée référence pour notre équilibre émotionnel futur ! Que d'échanges, de souvenirs, d'histoires, de goûts et d'odeurs avons-nous mémorisés dans cette cuisine, comme le bonheur de casser les œufs dans un puits de farine, de pétrir à la main la pâte à brioche (mon meilleur souvenir), de « saucer » le bol mélangeur avec son doigt puis d'« observer » et « sentir » la cuisson à travers la porte du four.

... des souvenirs

Des années après, ces mets préparés en famille feront resurgir en vous tous ces souvenirs heureux, ces moments partagés, ces odeurs exquises et tout en mangeant le gâteau, le gratin ou le bœuf mironton, vous aurez le sentiment d'être avec votre mère, votre grand-mère, la nounou, votre enfance, la cuisine, la maison familiale, les vacances… comme le décrit si bien Marcel Proust dans *À la recherche du temps perdu*. La simple évocation du goût d'une petite ***madeleine*** trempée dans le thé réveille en lui des souvenirs précis de son enfance, jusqu'alors endormis et mêlant sensations et sentiments. Multiples madeleines qui nous transportent, nous rassurent dans nos moments de doute, de chagrin, de désespoir ou de solitude. Et vous, quelle est la vôtre ?

… de l'attente

Cuisiner demande du temps mais aussi de la patience. Du ***temps*** pour faire les courses, ranger, préparer le repas puis remettre en ordre la cuisine, mais avec de l'organisation, on y arrive. On peut aussi déléguer certaines tâches au conjoint ou aux enfants, cela leur permet de s'impliquer davantage dans leur façon de « se nourrir ».

De la ***patience*** pour « cuisiner bon » également, un gratin de pommes de terre cuit en 1 h n'aura pas le même goût que celui mijoté dans le four toute la matinée à température moyenne, un pot-au-feu a besoin de 3 h minimum pour s'attendrir et s'imprégner de tous les parfums subtils du bouillon. Il faut « touiller » sans cesse pendant 40 minutes une crème anglaise pour qu'elle épaississe sans tourner, alors qu'en rajoutant de la farine, vous obtenez une bouillie en quelques minutes mais dont le goût et la texture sont si différents.

Quand vous avez pris le temps de cuisiner et que vous avez eu la patience d'attendre, alors la ***magie culinaire s'opère***, et je vous promets que la satisfaction de tous vos sens sera au rendez-vous !

... des sens

Le plaisir est principalement donné par le goût, c'est avant tout le plaisir gustatif. Pourtant, les autres sens interviennent également dans le plaisir : l'odeur du bon petit plat qui mijote, la vue d'une jolie table ou d'une assiette bien présentée, le bruit du pain croustillant, le toucher de la pâte à brioche que l'on pétrit. Tout ceci vous met l'eau à la bouche et vous transporte… mais seulement à condition que vous ne vous imposiez aucune restriction ni aucune règle car alors, la frustration, la transgression et la culpabilité risquent de vous gâcher le plaisir. Nous sommes devenus des « avaleurs » inquiets, complexés, compliqués et coupables, il faut redevenir de vrais « ***goûteurs*** » qui s'assument pleinement.

... des papilles

Le plaisir gustatif ne conduit pas forcément à l'excès, au contraire ! Il est indispensable à notre régulation alimentaire et donc au maintien de notre poids de forme. C'est grâce à la sensation de plaisir sur nos papilles que nous reconnaissons la faim puis la diminution du plaisir nous amène progressivement au rassasiement. Nous ne serons totalement rassasiés que s'il y a eu plaisir, le rassasiement énergétique seul ne suffit pas. Et plus vous aurez de plaisir, moins vous mangerez en quantité, il faut donc ***manger bon pour maigrir*** !

... sans tabou

Le plaisir dans la nourriture est empreint de tabous dans notre civilisation moderne : plaisir rime inconsciemment avec culpabilité, faute, abus ou même péché, héritage de notre éducation judéo-chrétienne. La gourmandise n'est-elle pas un des 7 péchés capitaux dans la religion catholique ? Combien culpabilisent après un bon repas ou un mets exceptionnel et se sentent obligés de faire « ***pénitence*** » le soir avec un bol de tisane ou un bouillon ? Se débarrasser de cette empreinte et s'autoriser au plaisir n'est pas facile car l'ancrage est souvent fort. Certaines personnes ont même besoin de se faire aider dans cette démarche par un thérapeute compétent. Croyez-moi, cela en vaut la peine !

... de l'éducation

Le plaisir gustatif participe activement à la construction identitaire d'un enfant mais aussi à sa socialisation. Dès les premiers jours de la vie commence l'***éducation au goût*** par le lait maternel puisqu'il a des saveurs différentes selon l'alimentation de la maman. C'est ainsi que les enfants nourris au sein sont plus stimulés sur le plan des papilles que les enfants nourris au biberon. Il faut ensuite continuer cette éducation au plaisir gustatif, en apprenant à ses enfants à bien mastiquer afin qu'ils s'approprient l'aliment mais aussi à le regarder, le sentir, le toucher… Eh oui ! voir son enfant « patouiller » dans son assiette est parfois un moment difficile pour les parents !

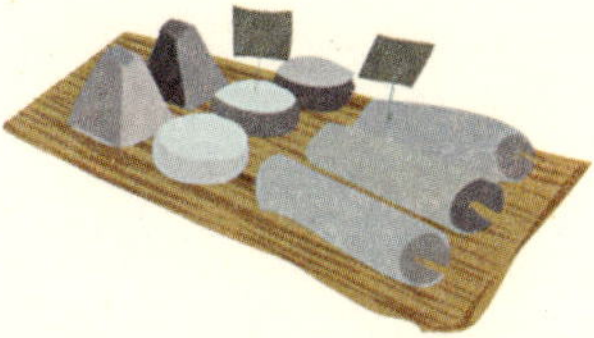

Un plaisir à partager

le repas

Le repas est une prise alimentaire, consommée à heures régulières au cours de la journée et répondant à certaines règles de temps, de lieu et d'action. Mais le repas n'a pas qu'une fonction nourricière, il est aussi un moment de communication, de partage, d'échange et d'intégration sociale. Manger est un acte essentiellement individuel : on nourrit son corps. Et pourtant, se nourrir et en retirer du plaisir est en même temps un acte rassembleur et catalyseur de la vie sociale. Pour qu'un repas soit considéré comme un « vrai repas », il doit nécessairement rimer avec ***sociabilité*** et ***commensalité***. C'est pourquoi il faut toujours se réserver régulièrement des soirées conviviales entre amis quand on vit seul, qui seront d'autant plus agréables que toute notion de régime aura disparu, et avec elle les appréhensions et la culpabilité.

... en famille

Le repas est au cœur de la vie familiale et permet de construire l'identité du groupe. La pratique répétée du repas familial permet à l'enfant d'avoir une référence à partir de laquelle il apprend comment se tenir à table, l'organisation ou le contenu des repas. Bien sûr, le repas est l'occasion pour les différents membres de la famille de ***discuter*** des événements de la journée, des petits tracas ou des gros soucis, de sujets sérieux ou plus légers, de communiquer tout simplement, mais il sert aussi à ***transmettre*** les histoires familiales. Les bienfaits du repas familial sont nombreux, influent positivement sur notre comportement alimentaire et sur notre consommation. Alors, même si vos horaires ne vous permettent pas de prendre tous vos repas en famille, je conseille toujours à mes patients de se réserver des moments dans la semaine ou le dimanche, comme des rendez-vous, afin de continuer à partager les repas ensemble.

... d'affaires

Le repas professionnel, moins formel que le rendez-vous au bureau, ne sert pas forcément à conclure une affaire ou à signer des contrats. Il permet surtout de faire connaissance ou de renouer des contacts dans un contexte convivial et agréable, afin d'envisager une collaboration ou de faire des projets. La première règle est bien sûr de choisir le restaurant en fonction ***des goûts de son invité***, un restaurant de viande pour un végétarien ou un bistrot de quartier pour une personne guindée, et ça démarre mal ! Heureusement pour tous, les repas d'affaires ont évolué, ils sont plus rapides qu'avant, moins pantagruéliques, moins alcoolisés et surtout plus studieux.

… gastronomique

En novembre 2010, « Le repas gastronomique des Français » a été inscrit au ***patrimoine immatériel de l'humanité*** par l'UNESCO. Même s'il est question du repas gastronomique français, les références au repas sont très nombreuses. Le texte le décrit comme « une pratique sociale coutumière destinée à célébrer les moments les plus importants de la vie des individus et des groupes (naissances, mariages, anniversaires, succès, retrouvailles) », il met en avant l'importance « d'être bien ensemble, le plaisir du goût, l'harmonie entre l'être humain et les productions de la nature », il précise aussi la nécessité de « l'achat de bons produits, de préférence locaux », « la décoration de la table », « une gestuelle spécifique pendant la dégustation (humer et goûter ce qui est servi à table) ».

En conclusion : « Le repas gastronomique resserre le cercle familial et amical et, plus généralement, renforce les liens sociaux. » Si nous ne faisons pas tous les jours des repas gastronomiques (heureusement !), il n'est pas si compliqué de mettre tout cela en application !

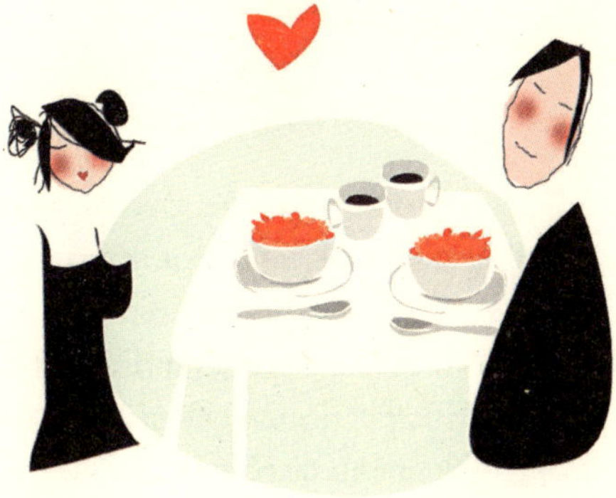

Dis-moi ce que tu manges, je te dirai qui tu es

nos choix

Un aliment ne contient pas que des nutriments, en plus de sa valeur énergétique. Il possède aussi des valeurs psychologique, sensorielle et symbolique qui sont complètement occultées par les différents régimes amaigrissants et les principes rigides de la diététique classique. Or, ce qui est fabuleux chez nous, les êtres humains, c'est que nous choisissons nos aliments de manière inconsciente, à travers leur ***valeur symbolique*** et les sensations qu'ils nous procurent, et cela nous permet de couvrir parfaitement nos besoins nutritionnels. Laissez-vous aller, et faites donc confiance à vos envies, elles correspondent bien souvent à vos besoins et participent ainsi à votre équilibre global, tant physique que mental !

le lait

Le lait, ainsi que tous les produits laitiers, est le symbole ***maternel*** par excellence, et nous renvoie à la relation que nous avions avec notre mère. L'attirance pour le lait chaud représente souvent un besoin maternel très fort, une recherche de réconfort que l'on avait avec elle en tétant le lait chaud sortant du sein. Le lait froid évoque aussi l'amour maternel, mais sans le côté chaleur et bien-être. Il est en général apprécié des personnes qui ont manqué, ou qui pensent avoir manqué, de cette présence maternelle.

produits laitiers

Chez certaines personnes, le lait et les produits laitiers sont sources d'allergies, de rhumes ou d'angines à répétition, de ballonnements intestinaux ou même de douleurs articulaires. Les supprimer est parfois difficile car ils nous font à la fois du bien psychologiquement et du mal physiquement. En fait, nous mangeons de façon inconsciente le symbole maternel, sans se poser de questions car on les absorbe souvent très vite et en faisant autre chose. La seule façon de savoir si le lait ou les produits laitiers conviennent à votre santé est de ***les déguster***, lentement et bien « en conscience ». Choisissez-les dans leur version simple, donc sans sucre, sans chocolat ou sans arôme qui masqueraient le vrai goût du lait. Si vous avez vraiment du plaisir gustatif, pas de problème, mais si vous ressentez un dégoût, c'est qu'ils ne sont pas bons pour votre santé.

la viande

La viande fait partie des aliments de base, consommée déjà par nos ancêtres chasseurs-cueilleurs. Elle représente la conquête du territoire, d'ailleurs, ce n'est pas un hasard si les pays de pionniers comme les États-Unis ou l'Australie font partie des plus gros consommateurs. La viande est associée à la ***force musculaire***, sa couleur rouge stimule notre ***agressivité*** qui nous permet de faire face et de gérer les situations difficiles. Dans de telles situations, si vous avez très envie de viande, mangez-la sans vous poser de questions, c'est peut-être grâce à elle que vous aurez la force d'affronter les difficultés !

le pain

Le pain est chargé de symboles : il représente la nourriture essentielle de l'homme, lui donne de l'énergie et symbolise la ***vie***. Il accompagne les fêtes et les rites de nombreuses religions, c'est un symbole spirituel très fort. Le pain, c'est aussi le bonheur divin (« c'est bon comme du bon pain »), l'hospitalité, le partage, le travail (« mon gagne-pain »)… L'absence ou le manque de pain, (« enlever le pain de la bouche »), est toujours associé à la famine, la détresse ou la misère. Les symboles du pain sont si forts qu'il me paraît indispensable de privilégier le ***bon pain*** fabriqué avec ***amour*** par de vrais boulangers et de boycotter toutes les fabrications industrielles qui n'ont ni goût ni intérêt nutritionnel, et je dirai même, ni âme !

Les expressions françaises ainsi que les proverbes contenant le mot « pain » sont nombreux et l'on y retrouve toutes les valeurs symboliques. Amusez-vous à les rechercher, « même si vous avez du pain sur la planche », vous passerez un bon moment et puis « ça ne mange pas de pain » !

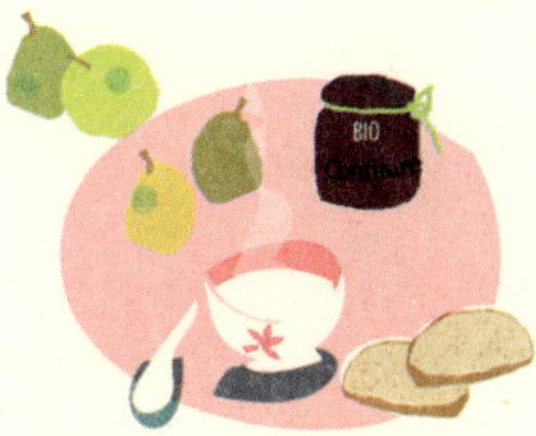

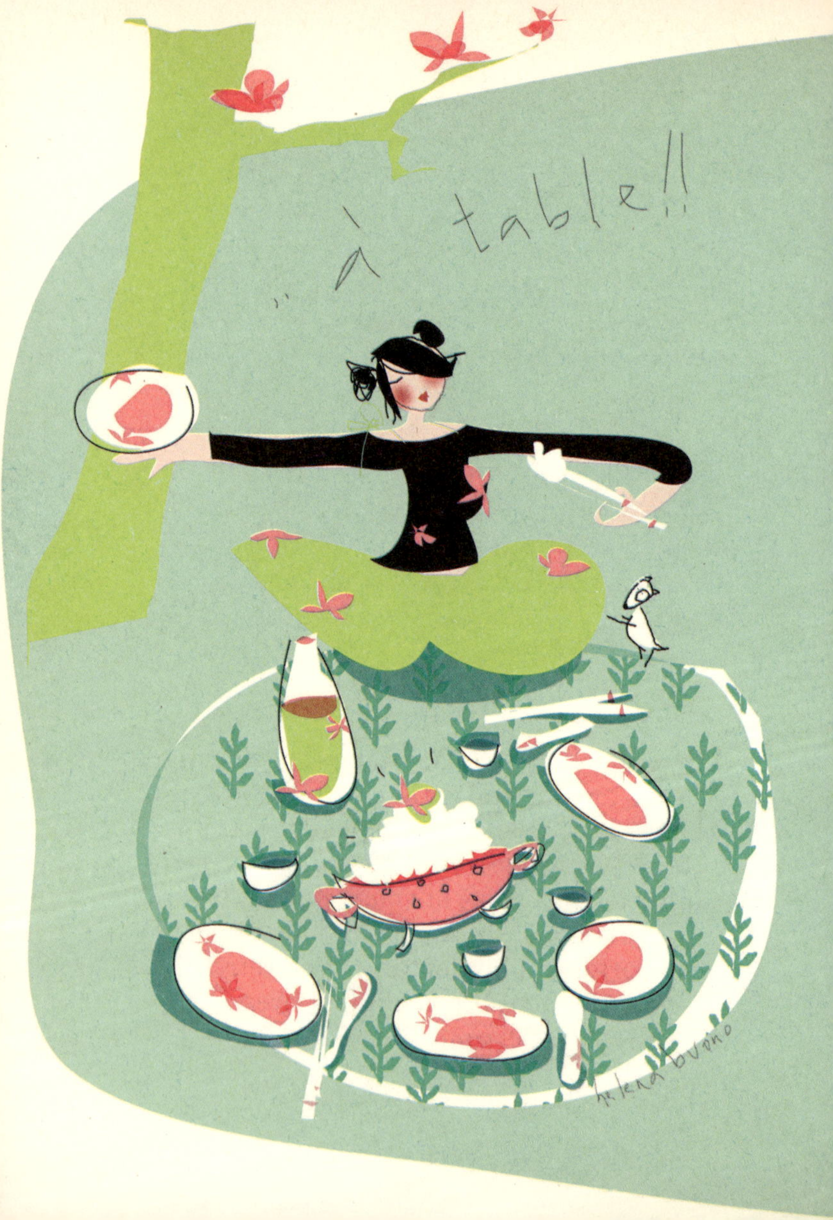
... à table !!
helena buono

Retrouver le plaisir de manger pour maigrir

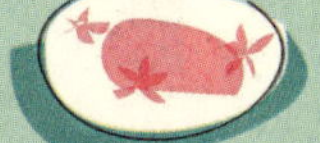

Ah, enfin nous y voilà ! Manger pour maigrir, sans aucune restriction, en ne mangeant que de bons aliments, oui, c'est possible. Mais pour y arriver, il n'y a pas de recette miracle, c'est vous, et vous seul, qui le ferez et qui réussirez, en modifiant votre comportement alimentaire et en retrouvant vos sensations alimentaires. Voici comment faire…

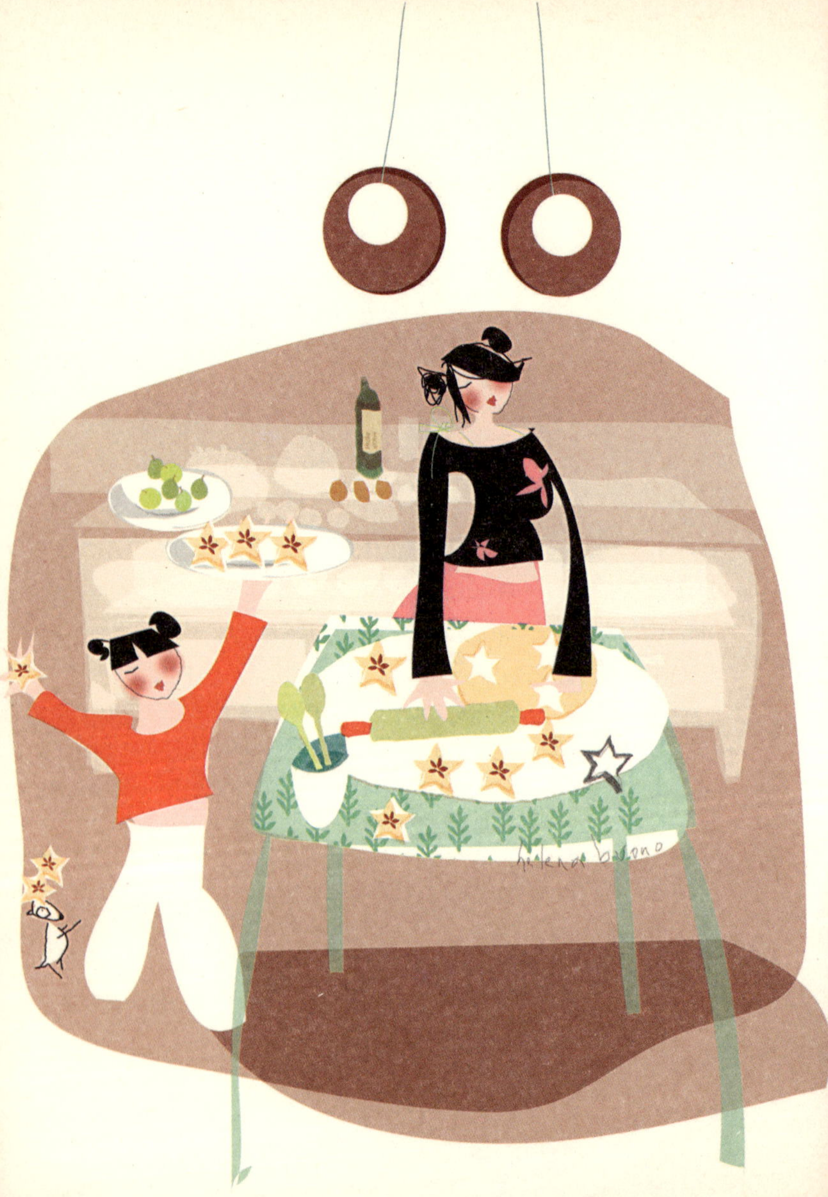
helena bueno

Maigrir, mode d'emploi

Avant tout, privilégiez…

du temps pour vous

Il est difficile de partir à la recherche de ses sensations alimentaires sans consacrer un minimum de temps pour soi ***avant*** le repas pour trouver les aliments qui vous font vraiment envie, ***pendant*** le repas pour guetter le moment précis où il faut poser les couverts et ***après*** le repas pour faire le point. Du temps aussi est nécessaire pour identifier les émotions ou les règles qui perturbent vos sensations alimentaires. Et enfin, du temps pour se faire plaisir, tout simplement.

la prise de conscience

Prendre conscience de ce que l'on mange, c'est se ***recentrer*** sur son corps et non sur le monde extérieur, c'est ressentir l'effet des aliments sur vos papilles et dans votre ventre, c'est mémoriser le repas et le plaisir qu'il vous procure. Et tout cela va conduire, naturellement, à vous faire manger moins.

Puis retrouvez et écoutez...

vos sensations alimentaires

Les sensations alimentaires sont à la base de votre régulation. Il est donc important de retrouver la « véritable » ***faim*** qui vous fait manger, le ***rassasiement*** qui vous dit d'arrêter et la ***satiété*** qui maintient un état de plénitude entre deux repas. Retrouver ces sensations alimentaires, c'est reprendre ou trouver le chemin d'un comportement alimentaire normal, régulé, c'est-à-dire celui qui s'adapte parfaitement à vos besoins physiologiques.

le plaisir gustatif

Vous ne pouvez identifier vos sensations alimentaires que si vous avez retrouvé le plaisir gustatif car il est le seul à pouvoir vous indiquer rapidement si vous avez faim, encore faim ou plus faim du tout. La notion de plaisir gustatif permet aussi de ***choisir*** les aliments en fonction des besoins spécifiques de votre corps.

votre rythme

Pour réguler votre comportement alimentaire, il faut que vous retrouviez votre propre rythme et non pas celui qui a été dicté par telle ou telle méthode amaigrissante. Pour cela, ***interrogez-vous*** : « Est-ce que je prends un petit déjeuner le matin parce que j'ai vraiment faim, donc parce mon corps réclame de l'énergie, ou simplement parce que j'applique des règles inculquées lors de précédents régimes qui me conseillaient fortement de faire le "plein de carburant"en début de journée ? » Questionnez-vous ainsi à chaque repas de la journée et adoptez le rythme qui vous convient le mieux.

vos préférences

Il est indispensable de manger ce que vous aimez vraiment et non pas ce qu'il faudrait manger ou ce qu'il ne faudrait pas manger. À force de vous rabâcher à longueur de temps que le ***gras*** ou le ***sucre*** font grossir, vous finissez par avoir une véritable aversion ou phobie pour les aliments onctueux, doux et moelleux que vous aimiez auparavant. Si votre préférence va aux aliments gras et sucrés, c'est que votre corps a besoin d'énergie et, rassurez-vous, grâce à l'écoute de vos sensations, vous saurez vous modérer naturellement.

Identifiez les coupables

les aliments problématiques

Tous les régimes comportent des ***restrictions alimentaires***, ou parfois seulement des modérations, mais dans votre tête, les aliments sont désormais classés en fonction de leur « dangerosité » vis-à-vis de la prise de poids. Il y a ceux qui font grossir et ceux qui font maigrir. Remanger de tout est parfois effrayant, car après des années de régime, vous avez souvent du mal à concevoir que l'on peut maigrir sans se priver. Eh bien oui, je vous assure que cela marche, il faut simplement le faire à son rythme !

les situations difficiles

Dans certaines circonstances bien précises, vous pouvez vous trouver en difficulté. Cela peut-être le cas, par exemple, quand vous êtes seul en rentrant à la maison, ou au contraire dans la convivialité d'une soirée entre amis. La bonne nouvelle, c'est que chaque situation problématique a sa ***solution***. Pour la trouver, il faut d'abord bien identifier le problème puis trouver des outils adaptés qui vous aideront à le résoudre. Apprenez à exprimer vos émotions, vos désirs et vos limites, à dire les choses simplement. Vous serez surpris de constater que votre entourage respectera vos besoins plus facilement que vous ne le pensiez.

les émotions perturbantes

Ce sont essentiellement les émotions négatives qui vous font ***manger sans faim et sans fin***. Les émotions positives ont parfois aussi ce même effet, mais dans une moindre mesure. À partir du moment où les émotions vous perturbent et vous font souffrir, déconnecter son corps de toute sensation est une solution d'urgence mais qui, avec le temps, vous coupe de tout ressenti, qu'il soit agréable ou désagréable. Il est donc nécessaire de repartir à la recherche des sensations et des émotions, de les identifier, et surtout de ne pas en avoir peur. Pour cela, je vous propose différentes techniques ou méthodes qui pourront vraiment vous aider.

Et faites la paix…

… avec les aliments

Faire la paix avec les aliments passe par l'abandon de toute notion de restriction et de toute croyance à leur sujet, en particulier celle des aliments qui font maigrir et des aliments qui font grossir.

… avec les principes

Déprogrammer toutes les règles et restrictions qui vous gouvernent depuis tant d'années va vous permettre, dans un premier temps, de perdre le « poids de la culpabilité », de faciliter le « ***lâcher prise*** » et vous amènera enfin à retrouver votre poids d'équilibre.

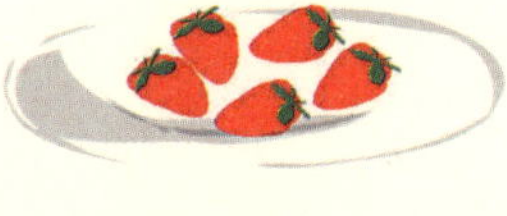

Les clés de la réussite

comprendre votre régulation

Lâcher la restriction est difficile car on se demande toujours comment on peut perdre du poids en mangeant de tout. La peur de grossir ou de regrossir est toujours présente. Vous possédez un système de régulation assez précis et il faut un peu de temps pour le vérifier par l'expérience. Il me paraît donc indispensable de vous expliquer comment votre corps fonctionne et se régule à court, moyen et long termes afin que vous puissiez ***reprendre confiance en vous*** à travers vos sensations retrouvées.

retrouver la confiance

Retrouver son poids de forme, sans se priver, demande aussi d'avoir confiance en soi. C'est un parcours parfois difficile mais je suis là pour vous conseiller, vous aider et vous guider vers le chemin qui mène à votre ***poids de forme***, en passant par le plaisir de manger en toute sérénité.

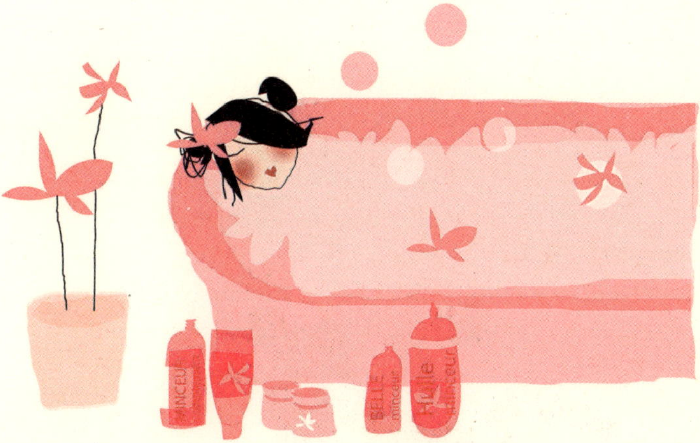
BELLE
minceur
Huile

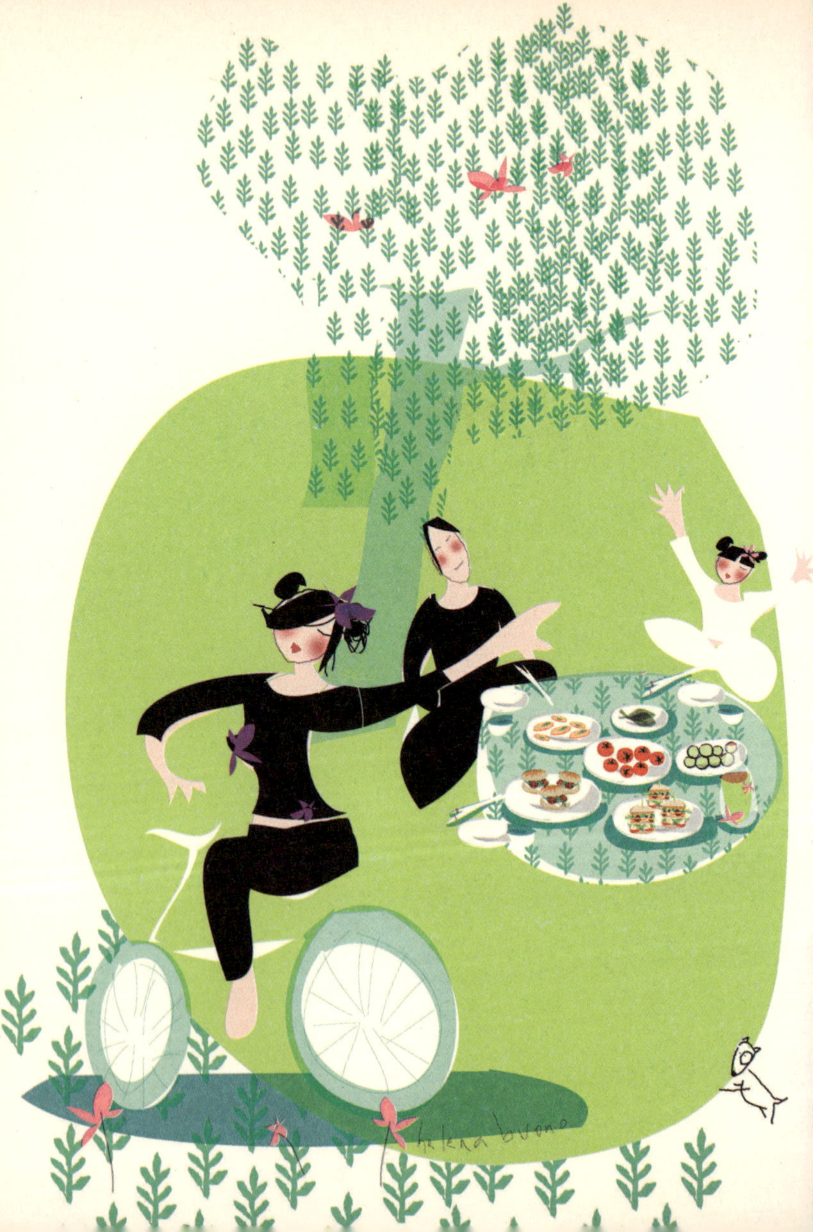
helena buono

Petit précis de comportement alimentaire

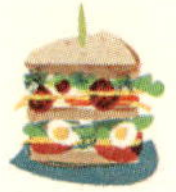

Le b.a.-ba

définitions

Afin d'être sûr de bien tous parler de la même chose, voici quelques définitions. Elles sont précises, un peu théoriques certes, mais elles me semblent indispensables pour « faire le point ». On n'utilise pas toujours les bons termes pour s'exprimer (faim ou envie de manger) ou parfois on les confond (rassasiement et satiété). Par la suite, je vous expliquerai ***en pratique*** comment s'y retrouver et différencier toutes ces notions. Et vous y arriverez, j'en suis sûre ! Je les ai classées tout simplement par ordre alphabétique.

appétit

L'appétit correspond au désir de manger et met en jeu les cinq sens afin de choisir un ***aliment spécifique*** qui va nous apporter du bien-être et du plaisir. La question caractéristique est « Qu'y a-t-il à manger ? ».

appétits spécifiques

Les appétits spécifiques ou ***appétences*** signifient l'attirance, le désir instinctif d'un aliment. Ils n'existent qu'en présence de la faim, mettent en jeu plusieurs de nos organes sensoriels et ont pour but la régulation nutritionnelle qualitative, c'est-à-dire la correction d'un déficit en tel ou tel nutriment.

comportement alimentaire

Le comportement alimentaire est l'***attitude*** que l'on a vis-à-vis de la consommation d'aliments dans le but de fournir à l'organisme l'énergie et les nutriments nécessaires à son bon fonctionnement. Il existe des comportements alimentaires normaux ou des comportements troublés.

comportement alimentaire normal

Le comportement alimentaire normal est principalement régulé par les sensations et les émotions « alimentaires ». Le « mangeur régulé » couvre ainsi parfaitement ses ***besoins physiologiques***. Il est surtout à l'écoute de son corps, il est peu influencé par son mental, par des règles ou par des régimes, et il gère ses émotions « extra-alimentaires » autrement qu'en mangeant.

comportement alimentaire troublé

Le comportement alimentaire peut être perturbé par les pensées (appelées cognitions en psychologie), et on est alors un « ***mangeur rationnel*** » qui se nourrit en fonction de règles bien souvent restrictives. Il peut aussi l'être par les émotions, et on est un « ***mangeur émotionnel*** » qui soulage sa souffrance en se remplissant de nourriture.

envies

Les envies ont une signification différente selon qu'il y ait faim ou non. Lorsque l'on a faim, elles semblent correspondre à des ***besoins nutritionnels spécifiques*** et se portent alors sur des aliments susceptibles de corriger ces déficits (il s'agit d'appétits spécifiques). Lorsque l'on n'a pas faim, le désir de manger est déclenché par une émotion et les envies se portent sur des aliments gras et sucrés, en général toujours les mêmes, et qui apportent du plaisir.

faim

La faim est un ensemble de sensations inconfortables qui nous pousse à rechercher puis à consommer des aliments ***non spécifiques***. C'est un besoin physiologique de « carburant » et l'absorption de nourriture apaise complètement ces sensations. La faim correspond à la question : « Y a-t-il quelque chose à manger ? »

gourmand

Le gourmand est une personne qui a une aptitude naturelle à apprécier la nourriture et à ***prendre du plaisir à manger***. Nous ne sommes pas tous égaux devant la gourmandise, certains sont (beaucoup) plus gourmands que d'autres ! Et surtout, être gourmand ne rime pas forcément avec surpoids. On peut être gourmand et avoir un poids stable grâce à une bonne régulation.

gourmet

Le gourmet apprécie la qualité, le côté exceptionnel d'un mets, le raffinement d'une table. Il possède des sens bien « aiguisés » qui lui permettent naturellement de bien goûter, de bien sentir et donc de ***bien apprécier les différentes saveurs***. Le fin gourmet n'est pas forcément maigre, on peut être gourmet et manger trop !

rassasiement

Le rassasiement est un ***mécanisme progressif*** qui met fin au repas. C'est ce processus qui nous fait arrêter de manger quand la faim est complètement apaisée. Le rassasiement est suivi d'une sensation de plénitude agréable qui conduit à la satiété. Quand le rassasiement est dépassé, cela provoque du dégoût.

repas

Le repas est une prise alimentaire ***ritualisée*** dans les sociétés humaines différente selon les pays ou les continents. Le repas est en effet influencé par des normes sociales et culturelles qui codifient, non seulement sa répartition et ses horaires (dîner à 22 h en Espagne et 17 h en Angleterre), mais également sa composition (entrée, plat, fromage et dessert en France, plat unique ailleurs.

satiété

La satiété est un état de non-faim entre deux repas, qui s'accompagne d'une sensation de plénitude et de soulagement, on se sent « repu ». La période de satiété dépend directement de la quantité de nourriture, donc d'énergie, ingérée au repas précédant.

Les clés de la régulation

avec précision

Le comportement alimentaire est très finement régulé et le pourcentage d'erreur est très faible. L'équilibre énergétique est maintenu grâce à une ***régulation quantitative*** qui adapte les entrées aux sorties (donc ce que vous mangez à ce que vous dépensez) avec une véritable précision de « montre suisse ». Il existe aussi une ***régulation qualitative*** qui vous dirige vers des aliments spécifiques permettant de combler d'éventuels déficits en nutriments ou micronutriments, ce sont les appétits spécifiques. Cette régulation physiologique, à la fois quantitative et qualitative, est un mécanisme très complexe, contrôlé par notre système nerveux, et qui fait intervenir de nombreuses substances comme des neuromédiateurs ou des hormones. Mais elle est aussi largement influencée par les émotions, la vie sociale et l'environnement, qui sont bien souvent à l'origine de la prise de poids.

avant, pendant, après

Avant le repas, il s'agit de la période « pré-prandiale », caractérisée par la sensation de ***faim*** qui vous incite à rechercher de la nourriture et à vous mettre à table. Pendant le repas, la phase « prandiale », vous mangez et, progressivement, le processus de ***rassasiement*** se met en place. Puis, après le repas vient la période « post-prandiale », cet intervalle entre deux repas est caractérisé par l'état de ***satiété***.

rythme

L'homme est conçu physiologiquement pour manger le jour quand il est actif et pour jeûner la nuit pendant son sommeil. La journée est rythmée par les repas, le nombre de repas variant d'une personne à l'autre et, parfois même, pour la même personne d'un jour à l'autre. Le matin, c'est le petit déjeuner, puis le déjeuner à midi et enfin le dîner le soir, avec parfois des collations comme celle, l'après-midi, qu'on appelle le goûter. Ce rythme est donné par nos ***différents signaux internes*** ou sensations alimentaires : la faim signale qu'il est temps de manger, le rassasiement dit stop et la satiété est une période de repos digestif entre deux repas.

pondérostat

Chaque individu possède donc naturellement un poids de forme qu'il retrouve ou qu'il maintient en ***respectant ses sensations alimentaires***. À partir de ce poids d'équilibre, un amaigrissement augmente la sensation de faim afin de vous faire regagner au plus vite les kilos perdus. À l'inverse, une prise de poids diminue la sensation de faim pour que votre corps utilise le surplus de réserves. Une bonne écoute des sensations alimentaires vous permet de revenir très vite à votre poids de forme mais bien souvent, et depuis longtemps, vous n'avez plus aucune idée de ce que sont la faim et surtout le rassasiement. C'est ce que je vais vous faire redécouvrir.

court ou long ?

Il existe plusieurs mécanismes de régulation pour maintenir le poids à un certain niveau d'équilibre. La régulation à court terme agit rapidement pendant le repas et sert à adapter très justement le volume du repas aux besoins réels de votre organisme à l'instant T. La régulation à long terme permet, elle, de moduler durablement la faim, en plus ou en moins, afin que votre poids de forme reste relativement stable et compatible avec une bonne santé et votre vie tout simplement.

avec mes papilles

La première régulation est avant tout une « histoire de papilles » et le ***goût*** des aliments va nous permettre d'arrêter de manger à un moment précis du repas. Quand un aliment est en contact avec nos papilles, sa saveur ainsi que ses caractéristiques nutritionnelles et les sensations qu'il nous procure sont mémorisées au fur et à mesure des consommations. Notre cerveau crée ainsi, au fil des jours, une véritable « table de composition alimentaire » personnelle et c'est par ce mécanisme que nos appétences spécifiques parviennent à compenser d'éventuels déficits en micronutriments.

Les sensations gustatives positives et négatives sont aussi ***mémorisées*** dans un certain contexte. C'est ainsi qu'une saveur peut vous faire revivre des moments agréables (la madeleine de Proust). À l'inverse, la saveur d'un aliment consommé en trop grande quantité réveillera des souvenirs désagréables la prochaine fois, ce qui vous permettra d'en manger moins. Les expériences gustatives antérieures sont nécessaires à la régulation, il est donc temps de remettre vos papilles sérieusement au travail !

avec mon ventre

La deuxième régulation est une « histoire de ventre ». Les aliments qui arrivent dans notre estomac, puis dans l'intestin, envoient des signaux pour nous permettre de « tenir » entre deux repas. Cette régulation complexe fait intervenir des ***phénomènes mécaniques*** (distension de l'estomac) et ***digestifs*** (hormones et digestion des aliments). Si vous ne mangez pas assez, vous allez avoir faim plus rapidement et le repas suivant aura tendance à être plus copieux. Au contraire, si vous mangez trop, vous aurez faim moins rapidement, et pour le repas suivant vous serez « calé » plus vite. Pour perdre du poids sans aucune restriction, il faut travailler sur cette régulation, c'est-à-dire écouter son « ventre » et non sa « tête » !

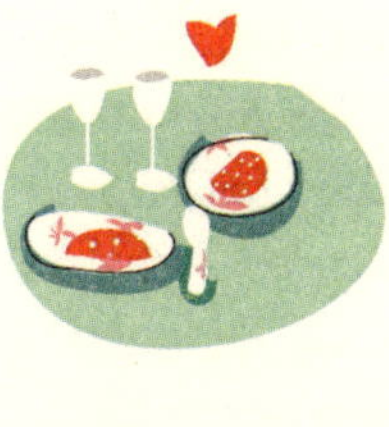

grâce à mes graisses

La troisième régulation se fait à long terme grâce à des ***hormones***, en particulier la leptine qui est fabriquée par le tissu adipeux et qui est chargée de modérer la faim. Plus vous avez de tissu adipeux, donc de kilos à perdre, plus vous fabriquez de leptine et moins votre sensation de faim sera importante. Votre organisme peut alors se mettre en mode « déstockage ». Le problème, comme je l'expliquais précédemment, c'est que les régimes ou les émotions douloureuses ont fait totalement disparaître les sensations de faim et de rassasiement et que vous ne savez plus du tout à quoi elles ressemblent… Nous allons donc partir à leur recherche !

bon et moins bon

De la même façon que nous sommes inégaux face au sommeil, nous le sommes face à la régulation alimentaire. Parce que nous avons tous des tempéraments différents, il existe des personnes qui sont de bons régulateurs et d'autres de moins bons régulateurs. Quand certains vont se calmer naturellement en respirant profondément ou en allant faire un jogging, d'autres, et dès le plus jeune âge, ouvriront les placards ou le réfrigérateur pour se réconforter. La ***gestion des émotions*** est très personnelle, retrouver une bonne régulation sera donc réellement plus facile pour certains et plus difficile pour d'autres.

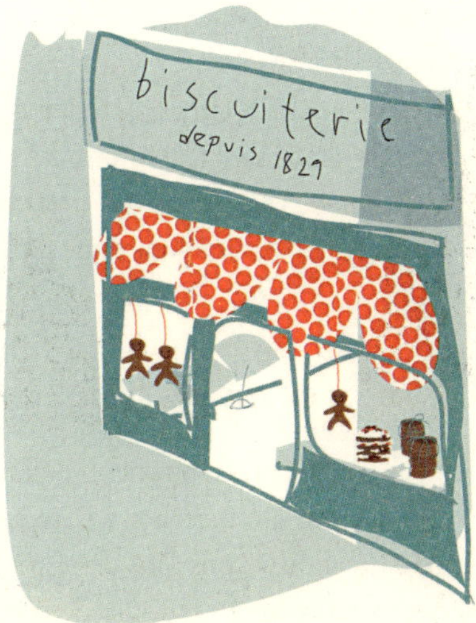

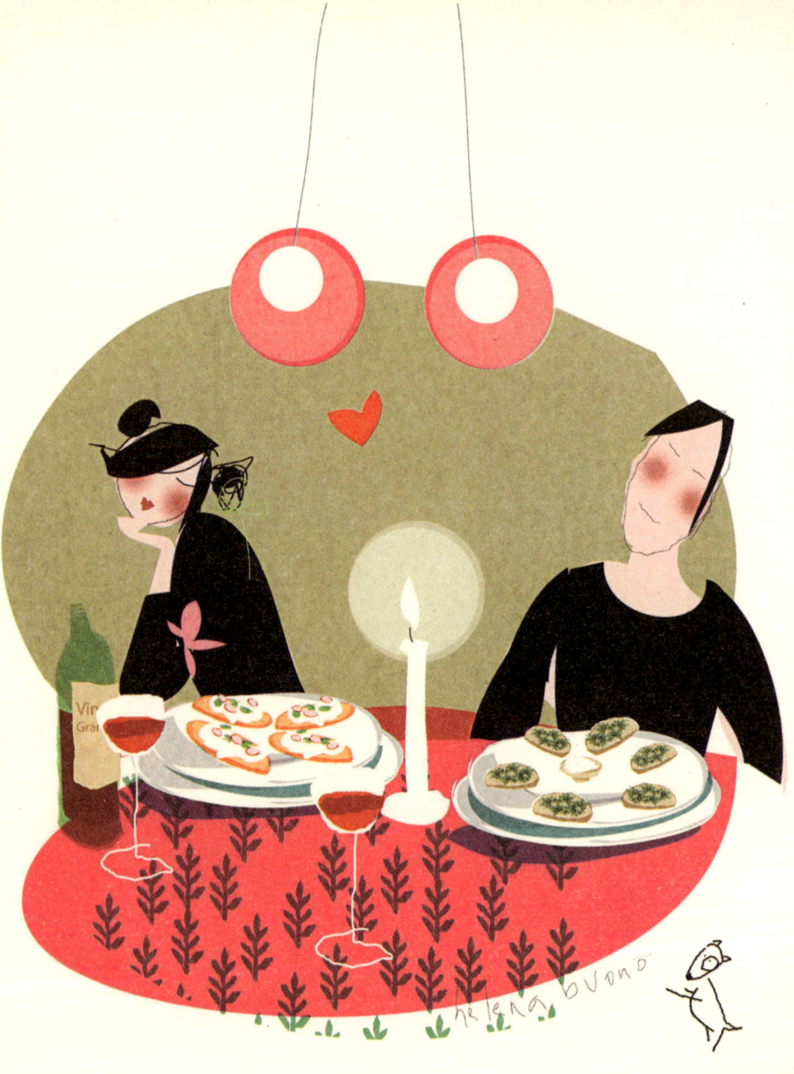
helena buono

Toutes les chances de mon côté

À table !

bon environnement

On ne peut pas partir à la recherche de ses sensations de faim et de rassasiement si on n'est pas un minimum « ***en conscience*** », c'est-à-dire recentré sur soi et non sur le monde extérieur. Comment retrouver la faim si on ne s'octroie pas quelques minutes pour faire le point ? Comment retrouver le rassasiement si on continue à « avaler » son sandwich devant l'ordinateur ?

assis

Commencez par vous asseoir et installez-vous confortablement pour que le repas soit un véritable moment de ***détente***. Vous pourrez ainsi vous observer dans de bonnes conditions. La position debout demande une attention particulière et une tonicité musculaire qui empêche de se détendre et de se concentrer sur les aliments. Plié en deux au dessus d'une table basse n'est pas non plus une position idéale car vos organes digestifs sont comprimés ce qui entraîne une digestion parfois chaotique.

à table

J'observe malheureusement que mes patients mangent de moins en moins dans la ***cuisine*** ou dans la ***salle à manger***. Parfois même ils n'y mangent jamais. Pourtant, c'est dans ces deux pièces que les conditions sont les plus favorables pour que les repas soient conviviaux et agréables. On y trouve en général une table à hauteur normale, sur laquelle on peut manger à plusieurs, et dans une position confortable. Même si vous vivez dans un studio, vous pouvez vous organiser un petit coin repas. Il existe, par exemple, des tables en demi-cercle que l'on rabat contre le mur après les repas.

ni salon, ni chambre

Les plateaux-repas sur le canapé du salon doivent rester ***exceptionnels***, parce qu'il y a forcément la télévision avec tous ses inconvénients, et parce qu'on y est souvent mal installé pour manger.

Alors que cette situation était encore exceptionnelle il y a vingt ans, j'observe depuis quelques années que la plupart des enfants qui viennent me voir en consultation font au moins un repas par jour devant la télé, ou même pire, dans leur chambre ! La chambre est le refuge préféré de nos enfants et de nos adolescents en quête d'indépendance. C'est leur coin à eux, ***leur jardin secret***, et il faut bien sûr le respecter, mais ce n'est pas un endroit où l'on mange. J'encourage vivement tous les parents que je reçois à apprendre à leurs enfants, dès leur plus jeune âge, qu'un repas se fait à table dans la cuisine ou la salle à manger. Encore faut-il pour cela que les parents eux-mêmes le fassent !

convivialité

Nous l'avons déjà évoqué, manger autour d'une table est un moment convivial, c'est un lieu d'***apprentissage***, de ***communication*** et d'***échanges***. Le plateau-repas, pris dans la chambre ou dans le salon, vous isole de vos sensations, de votre environnement et de votre entourage. On mange alors ce qu'il y a sur le plateau machinalement, sans aucun échange ni aucune discussion, sans s'occuper de soi, ni des autres, littéralement hypnotisé par l'écran de télévision ou d'ordinateur. Et du coup, on mange toujours trop.

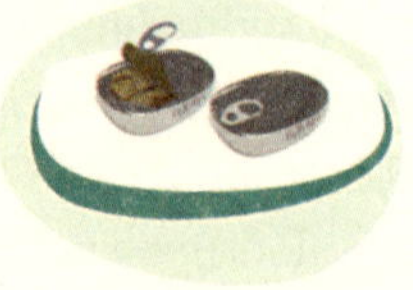

Je mâche, tu mâches, il...

indispensable mastication

Croyez-moi, je ne suis pas à cours d'arguments pour vous motiver à mastiquer ! Non seulement la mastication a une ***importance majeure*** dans la régulation du poids, mais il m'arrive aussi de résoudre des problèmes de santé récurrents depuis des années chez mes patients, comme les douleurs à l'estomac, les ballonnements intestinaux, les somnolences ou les maux de tête après le repas… rien qu'en les incitant à reprendre une bonne mastication.

broyer

La mastication est essentielle au bon déroulement de la digestion. Les dents coupent, broient, écrasent, désintègrent les aliments et cela demande un certain effort. Chaque bouchée doit être suffisamment mastiquée afin que les aliments soient ***réduits en bouillie*** avant de les déglutir. Encore faut-il avoir une bonne dentition ! Mieux vaut prévenir que guérir alors une fois par an, prenez rendez-vous chez votre dentiste préféré et s'il y a des soins indispensables à faire, n'hésitez pas car votre mastication doit être la plus efficace possible.

saliver

Mastiquer permet d'imprégner nos aliments de salive et donc de les hydrater. La salive est ***lubrifiante***, elle détruit certains microbes et contient une enzyme, la ptyaline, qui enclenche la digestion des amidons. Vous pouvez vous en rendre compte en faisant l'expérience suivante : « enrobez » bien de salive une petite boule de mie de pain, continuez à la mâcher, à la malaxer, et au bout de quelques minutes, vous allez ressentir une saveur sucrée sur vos papilles. Celle-ci provient de la digestion de l'amidon qui libère peu à peu du glucose. Étonnant, et plutôt agréable, non ?

calme

Mastiquer nous aide à manger plus lentement et surtout donne le signal à l'organisme d'enclencher le système nerveux parasympathique qui est en quelque sorte notre « ***pédale de frein*** ». C'est grâce à lui que l'organisme récupère car il le met au repos et favorise le travail interne du corps et en particulier tout le travail digestif. Le système parasympathique est LE chef d'orchestre de la digestion, il donne l'ordre aux glandes de sécréter tous les sucs et liquides digestifs et régule aussi tous les mouvements de notre « tuyauterie » : œsophage, estomac, vésicule biliaire, intestin grêle et côlon.

s'approprier

Mastiquer permet de découvrir, de s'approprier et de « se brancher » sur l'aliment, et ceci est particulièrement important pour les enfants. Dès qu'il peut mâcher, apprenez-lui à le faire afin qu'il sache que cela va lui demander un effort. Il vous imite ? Alors mastiquez avec lui ! De la bouillie, on passe à des petits morceaux puis à des morceaux un peu plus gros. Mais là encore, les enfants sont bien différents dans leur évolution, certains mangent des morceaux avant un an et d'autres en ont peur et les refusent jusqu'à deux ans. Si votre enfant refuse les morceaux, ne le brusquez pas, l'éducation alimentaire n'est pas un dressage. Le repas doit rester un moment de plaisir et non devenir une source de conflit. Et comme les enfants nous imitent et qu'ils apprennent par ***mimétisme***, alors, à vous de mas-ti-quer !

déguster

Mastiquer permet de manger plus lentement et donc de déguster et de vérifier ainsi que la faim est bien présente grâce au plaisir gustatif intense des premières bouchées. Si le rythme reste lent, vous pouvez aussi repérer la diminution puis la disparition de ce plaisir, signe que vous n'avez plus faim et qu'il faut arrêter de manger. Déguster est la base de la régulation alimentaire et il n'y a ***pas de dégustation sans mastication*** !

informer

Mastiquer donne le temps à nos papilles d'informer le ***système digestif*** du travail qui l'attend. Si l'aliment est sucré, un signal est donné au pancréas pour qu'il sécrète de l'insuline afin que nos cellules puissent utiliser le glucose ingéré. Quand on mange de la viande, l'estomac va fournir plus d'acide chlorhydrique pour la solubiliser et aussi plus d'enzymes spécifiques pour la digérer. Si notre repas est gras, le foie va fabriquer plus de bile pour émulsionner les lipides avant leur digestion. Mais tout cela ne peut se dérouler que si vous êtes « en conscience », donc si vous ne faites rien d'autre que manger !

mémoriser

La mastication nous fait manger lentement, déguster, et prépare une bonne digestion. Tout ceci entre dans le processus de mémorisation des aliments que l'on mange et surtout de la mémorisation de leurs effets sur notre corps. Ces nombreuses « expériences alimentaires » serviront à la ***régulation par anticipation*** qui est basée sur le souvenir et le ressenti des consommations antérieures.

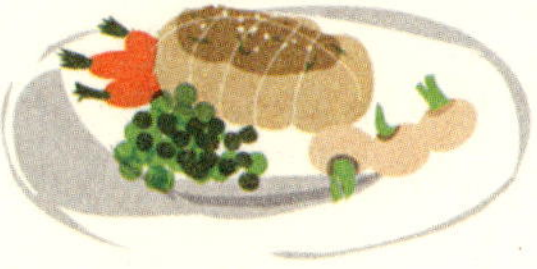

Oui, mais pas en mangeant !

petit écran captivant

Manger devant la télévision intervient de façon majeure dans la prise de poids, en particulier chez les enfants. La télévision hypnotise et nous détourne de nos signaux internes, elle nous fait manger de façon machinale et nous nous arrêtons… quand il n'y a plus rien dans l'assiette ! Mais avions-nous vraiment faim jusqu'à la dernière bouchée ? Le repas achevé, on ne se souvient pas toujours de ce qu'il y avait dans l'assiette et l'on passe complètement ***à côté du plaisir***.

petit écran isolant

Manger devant la télévision a fait disparaître la vraie ***fonction du repas familial***. Normalement, c'est un moment privilégié de partage et de convivialité, où chacun écoute ou peut s'exprimer en toute liberté. Quand un enfant ou un adulte commence à parler et qu'il s'entend dire « Chut, je n'entends rien » ou pire « Chut, tais-toi ! », on peut aisément comprendre que cela freine toute envie de communication.

petit écran troublant

Oui, surtout pour les enfants que l'on fait manger devant les infos du journal de 20 heures. Non seulement, il n'y a plus de communication mais les images regardées sont d'une ***violence inouïe***. Elles sont déjà perturbantes pour les adultes, alors pour les enfants !
Les parents que je reçois me disent parfois : « Mais ils ne regardent pas, on les met dos à la télé ! » Et alors, les enfants n'ont pas d'oreilles ??? Et puis franchement, mettez-vous à leur place, dîner face à deux personnes hypnotisées par des images que vous ne voyez même pas…

au revoir petit écran !

Manger sans la télévision est souvent une épreuve difficile pour mes patients, certains l'assimilent à un véritable « sevrage ». Vient alors le temps des négociations ! On commence par le repas qui semble le plus facile à prendre sans télévision, c'est souvent le petit déjeuner, mais aussi, parfois, le repas du soir, quand toute la famille est motivée et participe. Pour le goûter, c'est plus difficile : les jeunes sont souvent seuls à la maison et la télévision sert de

« nounou » aux plus jeunes et de « présence » pour les moins jeunes.

ordinateur et ado

Nous possédons tous un ordinateur, ou presque, mais ce sont principalement les adolescents qui mangent en sa compagnie. Les « joueurs » ne sont pas trop concernés car leurs deux mains sont occupées, ce sont surtout les ados qui « tchátent » ou qui « surfent » sur Internet ***tout en grignotant***. Manger les occupe en attendant les réponses aux messages ou pendant les téléchargements. Cela peut durer des heures et des heures, enfermés dans leur chambre et parfois jusque tard dans la nuit ! Non seulement leur comportement alimentaire est perturbé mais leur sommeil l'est également. L'endormissement est plus long et surtout trop tardif. Or, ce sont les premières phases de sommeil d'avant minuit qui permettent une bonne récupération. En l'absence de ces heures de sommeil, les réveils sont difficiles et les capacités de concentration diminuées.

ordinateur et pause déjeuner

Les femmes qui prennent leur déjeuner au bureau sont aussi concernées par l'ordinateur. La pause repas est souvent l'occasion de s'évader ou de s'informer grâce à Internet. Le bureau est parfois la seule table disponible pour manger, parce qu'il n'y a pas de cantine, qu'elle est trop bruyante ou parce que, simplement, on ressent le besoin de s'isoler. Vous poussez alors un peu les papiers et l'ordinateur étant devant les yeux, vous en profitez pour lire vos messages, regarder les infos ou faire vos courses en ligne, et ce, d'autant plus facilement que vos menus habituels de régimes « jambon de dinde – tomate » ou « œufs durs – haricots verts en boîte » commencent sérieusement à vous écœurer ! Lâchez le régime, ***faites-vous plaisir*** avec un bon petit plat appétissant que vous aurez acheté ou apporté de la maison : quand c'est bon, c'est plus facile. Ensuite seulement, vous ferez vos courses ou lirez vos messages.

téléphone

Le téléphone est surtout utilisé par les personnes qui sont seules, notamment à la maison quand on a un ***petit coup de blues*** et avec une tablette de chocolat. Je mange régulièrement au restaurant lors de mes déplacements et je suis toujours stupéfaite du nombre de personnes qui téléphonent pendant le repas, en dérangeant d'ailleurs toute la salle, et le pompon, c'est quand cela se passe au petit déjeuner. Quand on est seul, c'est plus facile de déguster et d'être à l'écoute de ses sensations, alors profitez-en et je vous garantis que vous ne vous ennuierez pas !

lecture

On mange rarement en lisant un bon livre car il demande une attention particulière et qu'en plus on n'a pas envie de l'abîmer. Ce sont plutôt des magazines ou le journal que l'on feuillette car on peut les lire en diagonale et ils sont aussi plus faciles à poser sur la table ou sur le canapé. Lire le journal le matin est un moment privilégié, personnellement j'adore le faire pendant les vacances, mais pas en même temps que le petit déjeuner… une chose après l'autre. Au début, quand cela vous semble difficile de vous passer de lecture, parce que vous retrouver seul face à votre repas, sans personne à qui parler, est douloureux, gardez le journal ou le magazine près de vous et lisez ***entre les bouchées*** mais seulement quand votre bouche est vide.

radio

Bonne nouvelle pour les auditeurs, la radio n'est pas un élément très perturbateur du comportement alimentaire, du moins, c'est ce que j'observe avec mes patients. Le plus souvent c'est pendant le petit déjeuner, qu'ils écoutent leur station préférée, et la voix connue de l'animateur a un côté ***rassurant et agréable*** pour eux. Je la leur laisse en général durant le repas.

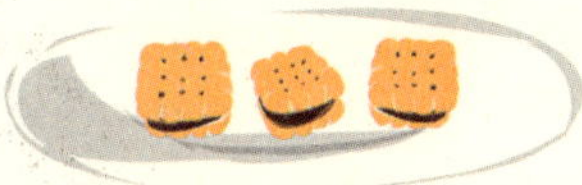

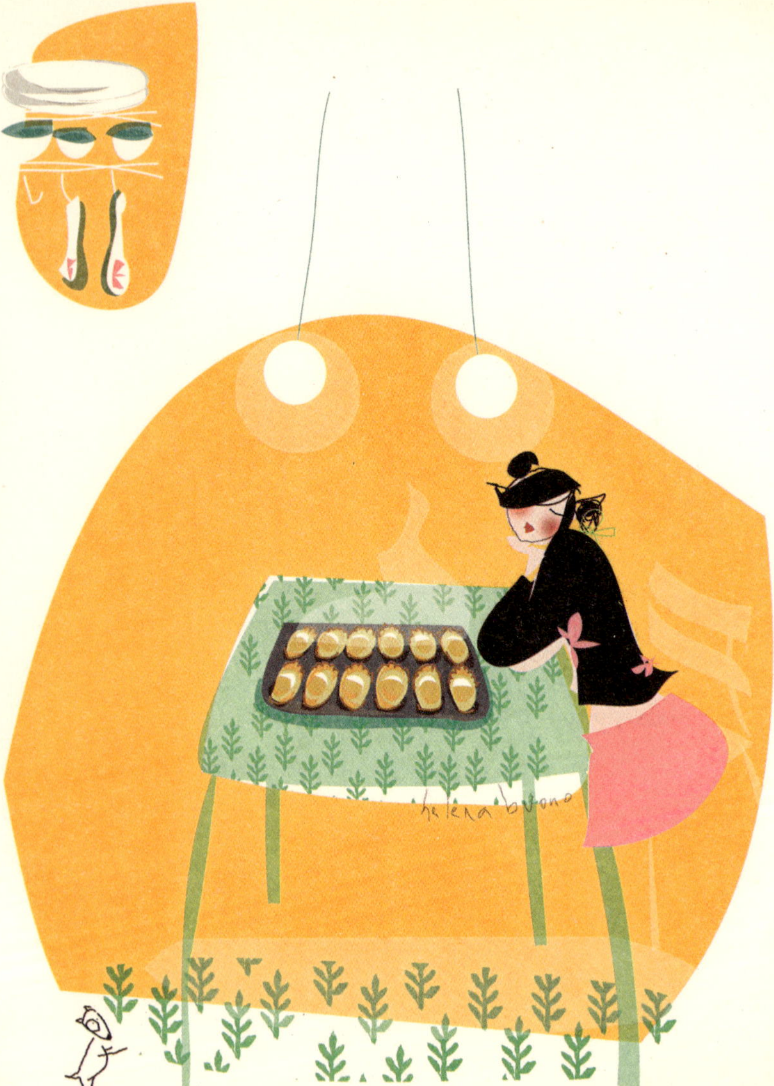
helena bueno

À la recherche de mes sensations perdues

Manger, ressentir, maigrir

besoin

Quand votre glycémie, c'est-à-dire votre taux de sucre dans le sang, diminue légèrement, votre cerveau perçoit un manque de « ***carburant*** », il déclenche alors les signaux de faim dans le but de vous motiver à rechercher de la nourriture et bien sûr à la consommer. Mais qu'est-ce véritablement que la faim, et comment la reconnaît-on ?

signaux

La faim s'exprime de ***façon très différente*** d'une personne à l'autre, la décrire est parfois même difficile. On peut la ressentir comme un besoin, un vide, un manque, un creux à l'estomac, une crampe, un gargouillis. Elle donne parfois mal à la tête, rend de mauvaise humeur, entraîne des pertes de concentration, un état de somnolence… Selon les personnes, cette sensation peut être légèrement désagréable ou carrément terrorisante. Il est parfois difficile de distinguer la « vraie » faim de la « fausse » faim car les voies empruntées par les signaux sont les mêmes. Alors, comment faire ?

vraie faim

Si vous avez une vraie faim, vous arrivez facilement à trouver les aliments qui vous font envie, votre comportement et vos pensées sont assez calmes et bien adaptés. Vous êtes capable de vous mettre à table et de manger dans de bonnes conditions. Et puis, vos papilles vous permettent de le vérifier. En effet, la première bouchée que vous mangez avec faim, ainsi que les deux ou trois suivantes, vous procure un ***immense plaisir gustatif*** puis il diminue progressivement.

fausse faim

La fausse faim, elle, correspond toujours à un besoin de compenser ou de soulager une ***émotion***. Le choix des aliments se porte alors régulièrement sur les mêmes, souvent gras et sucrés, des aliments de votre enfance donc onctueux, moelleux et réconfortants. Vos pensées sont agitées et votre attitude est plutôt impulsive ou compulsive, et il vous est quasiment impossible de manger assis, au calme et sans rien faire d'autre. Mais ne vous inquiétez pas, je vais vous confier plus tard mes secrets pour que cette fausse faim ne vous pose plus aucun problème.

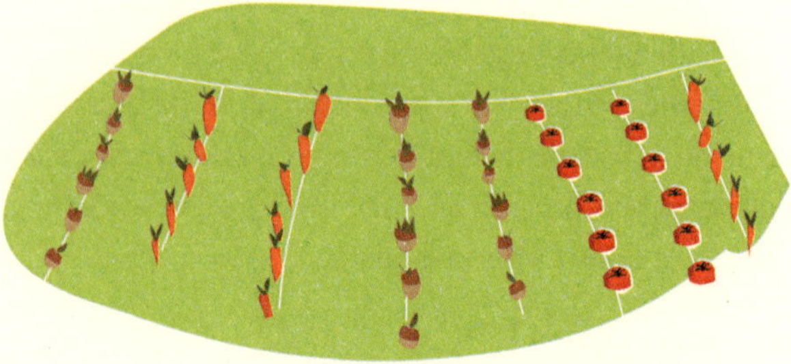

Se rassasier avec plaisir

cascade

Dès le début du repas, se met donc en route tout un système complexe de signaux que l'on regroupe sous le terme de « cascade de la satiété » et qui ***vous informe*** à quelle bouchée, précisément, il vous faudra poser la fourchette, et donc terminer le repas.

baisse

Au début du repas, le plaisir gustatif est très grand durant 1 à 2 minutes, puis il va ***diminuer progressivement*** jusqu'à disparaître complètement et cela arrivera plus ou moins rapidement selon l'intensité de votre faim. À un moment précis, ce que vous avez dans la bouche n'a plus de goût, parfois même la texture de la bouchée est modifiée : c'est à cet instant qu'il faut arrêter de manger.

les signaux « miam miam »

Les facteurs sensoriels : l'aspect, le goût, l'odeur et la texture des aliments, transmis par l'intermédiaire des papilles gustatives, donnent le ***premier signal*** du rassasiement. Tant que les sensations sont agréables, c'est que vos besoins énergétiques ne sont pas encore entièrement couverts et vous pouvez continuer à manger. Quand les sensations deviennent désagréables, le repas doit s'arrêter car le « plein de carburant » est fait. Les premiers signaux sont donc ***sensoriels*** et pas du tout physiques. S'arrêter parce que votre estomac est tendu, c'est déjà un peu trop tard !

hésitation

Le rassasiement est en général plus difficile à retrouver que la sensation de faim car les papilles doivent être à nouveau bien opérationnelles et cela demande ***un peu de temps*** et de tâtonnements. Il faut aussi que vous soyez bien à l'écoute de votre corps et, là aussi, cela va se faire progressivement. Les mauvaises habitudes sont parfois tenaces ! Vous devez donc être patient, remettre vos papilles « au travail » et pour cela, manger le plus souvent possible « en conscience » afin de trouver le moment exact du rassasiement.

Au début, vous allez hésiter à vous arrêter sur quelques bouchées, vous continuez à manger mais vous ne voyez pas trop la différence entre chacune. Et bien, à partir de l'instant où s'installe le doute, c'est que vous êtes rassasié. Donc, même si les sensations ne sont pas flagrantes, à la première hésitation, ***posez les couverts*** !

les signaux du ventre

Les signaux digestifs interviennent dans un ***deuxième temps*** mais assez rapidement tout de même. On a tout d'abord l'effet des aliments sur l'estomac par des signaux mécaniques de distension qui nous informent ***physiquement*** que l'on commence ou que l'on est complètement repu. Puis, les aliments digérés au niveau intestinal confirment par des signaux complexes que le plein énergétique est terminé. Environ 20 à 45 minutes après la première bouchée, une sensation de ***plénitude physique*** s'installe et démarre alors la période de satiété.

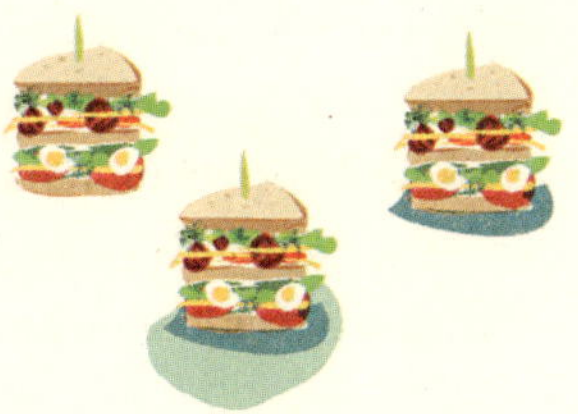

La satiété sans démesure

juste bien

La période de satiété dépend entièrement de la ***quantité de calories*** consommée au repas précédent. Si vous avez bien écouté votre corps et vos sensations alimentaires – les envies spécifiques, la faim et surtout le rassasiement –, vous lui avez donné précisément ce qu'il fallait et la faim reviendra juste avant le repas suivant, à vos heures habituelles.

pas assez

Si vous n'avez pas suffisamment mangé par rapport à vos besoins, et cela est fréquent au début car vous avez du mal à trouver le rassasiement, la faim reviendra plus vite. Dans ce cas, vous pouvez faire une ***collation*** pour « tenir » jusqu'au repas suivant, si celui-ci est prévu 2 ou 3 heures plus tard. Ou alors, vous pouvez avancer légèrement l'heure du repas lorsque cela est possible, si la faim commence à vous « tirailler » une heure plus tôt que d'habitude.

trop

Si vous mangez trop (et cela arrive à tout le monde, rassurez-vous), c'est tout à fait normal même quand on est bien régulé. En effet, et même heureusement, la vie sociale comporte des fêtes, des soirées entre amis ou des vacances, alors pas de panique ! La sensation de faim reviendra plus tard, vous aurez donc moins faim au repas suivant et parfois même, pas du tout. Et quand on n'a pas faim du tout, on ne mange pas du tout. Après un repas excessif, le trop plein de ***carburant*** vous permet de tenir plus longtemps et votre corps ne vous réclamera quelque chose que lorsqu'il aura utilisé l'excédent. C'est par ce mécanisme que vous reperdez naturellement et vite les kilos pris lors des soirées festives ou au cours des vacances.

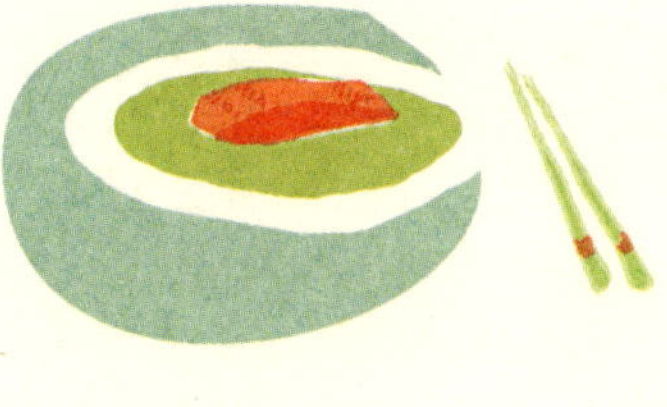

Mais qui sont ces éléments perturbateurs ?

patience et confiance

Différents facteurs vont agir positivement ou négativement sur votre comportement alimentaire. Certains « déclencheurs » comme l'environnement dans lequel on mange ou le choix des aliments sont relativement faciles à modifier, d'autres comme les émotions ou le stress demandent l'acquisition de certaines compétences en ***travail corporel***, en ***respiration*** ou en ***relaxation***. D'autres encore demandent plus de temps et un travail en profondeur comme le conditionnement familial ou éducatif du genre « Finis ton assiette » ou « Il ne faut pas jeter » ou encore les restrictions alimentaires « Je n'ai pas le droit de manger cet aliment ». Les facteurs déclencheurs et leur capacité à perturber votre comportement sont très personnels, mais avec de la patience et une meilleure confiance en vous, vous y arriverez !

la vie sociale

En société, les heures et la durée des repas sont ***normées***. Du coup, le temps qui sépare deux prises alimentaires ne va pas seulement dépendre de notre satiété mais aussi des règles sociales et de notre emploi du temps. Et parfois cela vous paraît un véritable casse-tête ! Pas de panique, nous sommes des êtres sociaux et donc nous avons une capacité d'anticipation qui nous permet d'avoir faim en même temps que les autres et ainsi de nous adapter. Il faut seulement un peu d'apprentissage donc de temps et de patience pour la retrouver.

la vie familiale

Les habitudes familiales conditionnent notre ***comportement alimentaire futur*** : la présence ou non de la télévision, l'ambiance conviviale ou au contraire cauchemardesque du repas familial, et surtout les quantités imposées avec l'obligation de finir son assiette. L'empreinte est parfois si forte que « laisser dans l'assiette » peut vous paraître insurmontable, mais ne vous découragez pas car, dès que vous aurez retrouvé le rassasiement, vous aurez réellement un dégoût en essayant de finir les restes.

Une ***éducation alimentaire rigide*** est trop souvent le point de départ de la dérégulation. Imposer à un enfant de finir son assiette quand il vous dit qu'il n'a plus faim revient à lui dire « Je ne te fais pas confiance », parce que votre attitude est guidée par vos propres peurs : qu'il ait faim, se réveille la nuit, grignote entre les repas, soit malade, ne grandisse pas... Ces peurs sont souvent transmises de génération en génération. Alors sachez dire stop ! Un enfant ne se laissera jamais mourir de faim, s'il pousse l'assiette devant lui c'est qu'il a suffisamment mangé.

le chantage

Un enfant s'aperçoit très vite du pouvoir qu'il peut exercer sur ses parents avec la nourriture. Dans certains cas c'est vrai, votre enfant peut vous faire du chantage et c'est vraiment un jeu pour lui. Mais alors, son attitude est différente et si vous l'observez bien, vous saurez repèrerez la ***différence*** entre le chantage et le rassasiement.

les émotions et le stress

Les émotions et les situations stressantes perturbent la recherche des sensations alimentaires. Le plaisir gustatif et le plaisir de remplissage se confondent et le rassasiement est alors troublé par la culpabilité malheureusement toujours présente. Retrouver vos sensations alimentaires et pouvoir les écouter passeront par une bonne ***gestion des émotions*** et des situations stressantes, comme nous le verrons un peu plus loin.

les règles

Votre comportement alimentaire est ***motivé*** par des nécessités internes comme le besoin de refaire le plein d'énergie mais le comportement est aussi ***décidé***. Vous pouvez volontairement décider ne pas écouter vos sensations de faim et de rassasiement dans le but de perdre du poids et de ne pas manger tel ou tel aliment parce qu'il fait soi-disant grossir. C'est le principe de la restriction cognitive que l'on retrouve dans tous les régimes amaigrissants. Ce ne sont plus alors les sensations alimentaires qui motivent le repas mais la décision ***consciente*** de s'autoriser ou de s'interdire certains aliments ou certaines catégories d'aliments. Et, malheureusement, quand le pouvoir de décision, donc de contrôle, se trouve dépassé, il y a perte de contrôle avec des compulsions ou de véritables crises de boulimie. C'est ainsi que trop souvent après un régime, s'installent non seulement l'effet yo-yo mais aussi des troubles du comportement alimentaire.

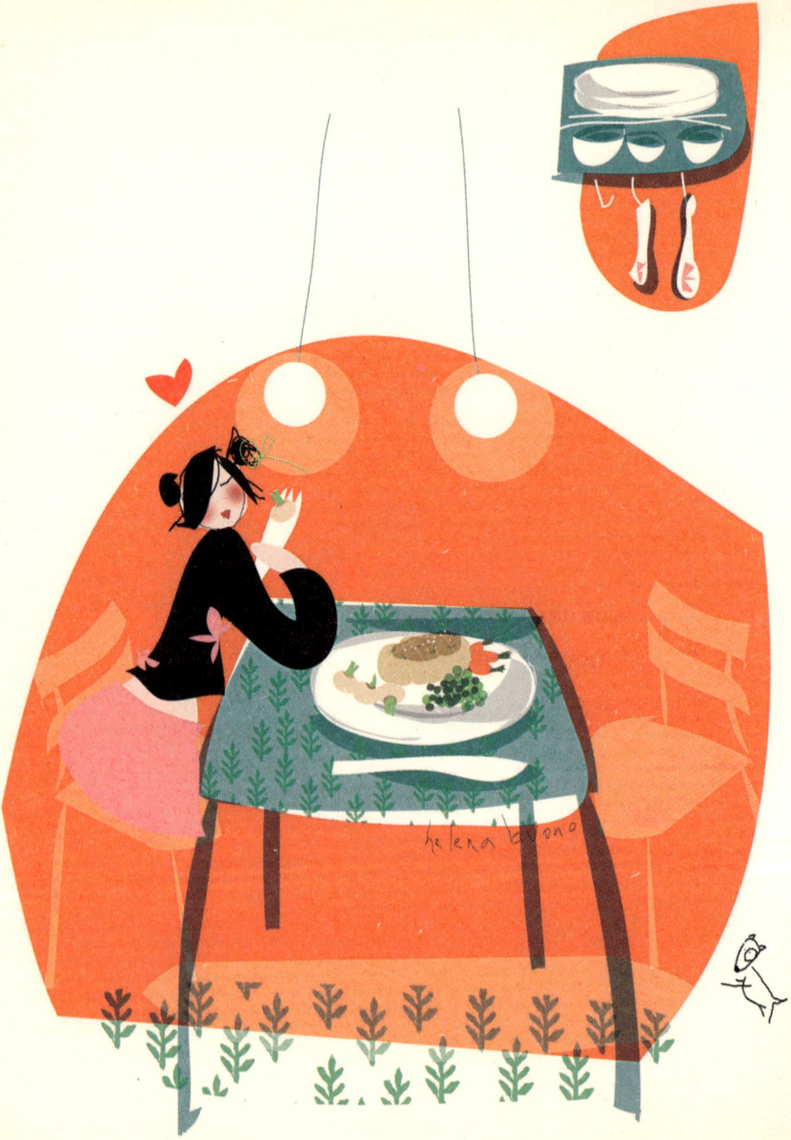
helena bueno

Je mange « bon » pour manger moins

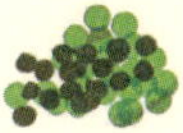

Les 5 sens dans mon assiette

le goût

Le goût est le sens qui permet d'identifier les ***saveurs*** grâce aux papilles gustatives situées sur la langue. Il existe quatre saveurs : le sucré, le salé, l'acide et l'amer auxquelles on rajoute des sensations chimiques comme l'astringence, le brûlant et le piquant. La perception des saveurs est très personnelle, les papilles sont plus ou moins réceptives à certaines saveurs qui paraissent agréables pour certaines personnes et désagréables pour d'autres. C'est surtout vrai pour l'amertume, un peu moins pour les autres. Les goûts trop forts sont souvent perçus commedérangeants. En général, vos papilles sont « endormies » par tous les régimes qui vous imposent de ne pas trop les écouter. Alors, nous allons les réveiller et les remettre à l'entraînement.

pas de discussion

Oui, les goûts et les couleurs ne se discutent pas, certaines saveurs vous attirent plus que d'autres.

Lorsque vous goûtez un plat ou un aliment, il n'est pas bon ou mauvais, il vous plaît ou il ne vous plaît pas. C'est important d'apprendre cela aux enfants et surtout de leur dire que la perception des saveurs et les sensations que nous procurent les aliments changent et évoluent en grandissant. On peut adorer adulte quelque chose que l'on détestait enfant. Évidemment, il est important d'apprendre à nos enfants à reconnaître s'ils aiment ou pas, mais aussi l'art et la manière de le dire ! Éviter les « Beurk ! » et « C'est dégoutant ! », cela fait aussi partie de l'apprentissage et de l'éducation.

à l'unanimité

Oui, nous sommes tous égaux devant une saveur : le sucré ! C'est le goût du liquide amniotique qui nous a nourri dans le ventre de notre mère, le souvenir inconscient de notre première tétée et, aussi et surtout, c'est la saveur dominante qui a accompagné toute notre enfance. Nous aimons tous le « sucré », à des degrés divers, bien sûr, et il sera toujours une source de ***plaisir*** et de ***réconfort*** au cours de notre vie, même si ce n'est pas toujours notre saveur préférée.

l'odorat

C'est le sens qui est associé au nez, les cellules olfactives vont détecter des substances volatiles appelées arômes. ***Le goût et l'odorat sont intimement liés***, une grande partie de ce que l'on goûte dépend en fait de ce que l'on sent. D'ailleurs, quand vous êtes enrhumé et que votre nez est bien bouché, les aliments que vous mangez ont moins, ou plus du tout, de saveur.

mémoire

Quand vous sentez une odeur, ce n'est pas toujours facile de la reconnaître et de l'identifier. Vous avez parfois le nom sur le bout de la langue mais… impossible de dire ce que c'est ! C'est normal, les odeurs doivent être identifiées et mémorisées afin d'être reconnues. Il faut donc ***s'entraîner*** régulièrement, et ce, dès le plus jeune âge. En cuisinant, essayez de retrouver tous les parfums des ingrédients que vous avez utilisés. En vous promenant, ramassez des herbes, froissez-les et détaillez les différents parfums qui s'en échappent. Partagez ces expériences avec votre entourage et surtout avec vos enfants, même s'ils sont très jeunes et que vous les promenez encore en poussette ! Plus l'apprentissage débute tôt, plus la mémoire de l'odorat se développera.

émotions

Le centre olfactif est relié au cerveau limbique qui gère les émotions mais aussi ***le plaisir et la mémoire***. Les odeurs sont donc capables de réveiller des souvenirs affectifs, agréables ou non. Dans les images mentales associées à ces odeurs, on retrouve souvent une personne importante sur le plan affectif, comme la mère, les grands-parents mais aussi la cuisine de l'enfance, les vacances, la maison de campagne, les fêtes de Noël… Les odeurs vous renvoient à votre histoire et ne sont jamais neutres, c'est la fameuse « madeleine de Proust ». Cette mémoire vous aidera aussi dans la recherche du rassasiement car la mémoire gustative permet notamment de réguler les prises alimentaires.

le toucher

Le toucher est le sens indispensable au développement et à la survie. En termes d'alimentation, il va vous aider à explorer et ***à reconnaître les aliments***. Il peut se faire avec les mains pour choisir un aliment, par exemple vérifier si un fruit est mûr, ou bien en cuisinant, pour s'assurer de la bonne texture de la pâte que l'on pétrit. Il permet de s'approprier un aliment, et il procure du plaisir. Faîtes « patouiller » une pâte à brioche à un enfant, il sera aux anges !

Le toucher intervient aussi ***à l'intérieur de la bouche***, avec les sensations tactiles que vous ressentez quand l'aliment est en bouche et en découvrant aussi l'évolution de sa texture : doux, moelleux, râpeux, dur, mou, fondant…

tabou

En grandissant, s'installe un certain tabou autour du ***toucher***, propre à notre société occidentale et que je remarque bien dans mes dégustations de chocolat. Quelle différence entre les enfants et les adultes ! Les enfants sont « nature », prennent le chocolat à pleine main et me le décrivent à merveille, alors que les adultes sont réservés, timides et limités dans leur description. Par exemple, il n'y a que les enfants qui me signalent le côté râpeux du carré de chocolat à l'endroit où il a été cassé, jamais, ou presque, les adultes !

la vue

La vue va vous permettre de choisir les aliments en fonction de leur aspect et de leur texture. La couleur est essentielle dans l'attirance vers les produits, d'où l'utilisation abusive de colorants artificiels dans les produits industriels. Par exemple, le sirop à la menthe incolore n'a jamais eu de succès commercial, sauf en bio ; dès lors qu'il est coloré en vert, les gens l'achètent ! Et puis, la vue de l'aliment permet aussi d'***anticiper*** son goût, d'informer notre système digestif et de se préparer à le digérer, c'est ce que l'on appelle la phase céphalique dans la digestion.

belle table

Si la vue est importante dans le choix des aliments, elle l'est aussi largement dans le contexte du repas. Une table bien dressée avec une nappe propre, une jolie vaisselle, des assiettes non ébréchées, des verres et des couverts assortis et des serviettes coordonnées, est plus agréable et contribue à l'envie de prendre du ***plaisir à table***. Tout cela n'est pas forcément onéreux, on trouve de jolies choses simples à des prix tout à fait abordables. Et cela agit de façon positive dans le plaisir de nourrir et de se nourrir.

l'ouïe

C'est le sens qui intervient le moins dans la dégustation proprement dite, sauf bien sûr pour les aliments « ***croustillants*** » et « craquants » que certaines personnes adorent et recherchent (pain croustillant ou grillé, chocolat avec des grains de riz soufflés…). Les industriels jouent avec ce sens en créant des produits craquants comme des barres chocolatées, des chips et d'autres produits croustillants salés ou sucrés, appelés « snackers », et qui sont le plus souvent consommés entre les repas.

Le ***bruit,*** par contre, est un élément très perturbateur dans notre repas et il est prouvé que l'on mange généralement plus dans un environnement bruyant ! Entre les cantines, les restaurants d'entreprises et les brasseries du coin, on est servi ! À vous d'apprendre au mieux à faire le vide dans votre tête, à vous recentrer sur vos signaux internes, je sais que ce n'est pas facile mais on finit toujours par trouver une solution… ou par changer d'endroit quand c'est possible.

bonne digestion

La mise en route de notre digestion démarre bien avant que les aliments n'atteignent notre estomac. La vue, l'odeur, le toucher, le goût mais aussi la simple pensée d'un aliment ou d'un repas suffisent à déclencher les sécrétions digestives comme nous l'avons vu précédemment, lors de la phase céphalique de la digestion. Votre ventre n'a-t-il jamais gargouillé bruyamment en regardant la vitrine d'un bon chocolatier ou d'un bon charcutier, à en être même gêné ? Cela arrive de temps en temps à mes patients et à mes élèves quand on parle de bons aliments ou de bons plats. Je leur explique alors en riant que leurs ***mémoires gustative et olfactive*** fonctionnent bien !

Dégustation gratuite

pratiquer la dégustation

Je prends beaucoup de plaisir à pratiquer la dégustation, que ce soit en consultation avec mes patients, en formation avec des professionnels de santé ou en cours avec mes élèves. C'est un moment très agréable bien sûr, très convivial, une ***occasion d'échanger et de se souvenir***. Mais les dégustations permettent surtout de mettre en pratique toute la théorie que j'ai pu expliquer par ailleurs. Alors, bienvenue dans le monde merveilleux de la dégustation !

et c'est parti !

Une dégustation demande du calme, de la concentration et donc du temps. Il est indispensable de privilégier un moment où vous êtes sûr de ne pas être dérangé. Pour la première dégustation, ***choisissez un aliment que vous aimez beaucoup*** et qui n'est pas source de conflit personnel. Tout d'abord, asseyez-vous et commencez par évaluer, sur une échelle de 0 à 9, votre faim puis votre envie de manger cet aliment, et enfin votre état émotionnel. On peut démarrer une dégustation avec une petite faim, 2 ou 3 mais pas moins, sinon vous risquez de ne pas ressentir suffisamment le plaisir gustatif au départ.

dans le bon sens

Si l'aliment est enveloppé, commencez par bien regarder l'emballage, mais ne lisez pas la liste des ingrédients, étudiez-en la couleur et la forme, touchez la texture du papier ou du carton et notez s'ils ont contribué à favoriser votre attirance pour cet aliment.

Ensuite ouvrez et regardez l'aliment, décrivez sa forme, sa couleur (sombre, claire, les reflets…) et son aspect (trouble, brillant, homogène…).

Puis, quand l'aliment le permet, ***prenez-le dans vos mains*** et fermez les yeux, car en déconnectant un sens, on rend les autres plus performants. Explorez l'aliment, comme si c'était la première fois que vous le teniez en main, comme si vous deviez découvrir ce que c'est, sans aucune idée préconçue. Est-il dur, mou, collant, visqueux, granuleux, filandreux, humide mais aussi chaud, froid, tiède, glacé…

Alors ***sentez-le***, toujours les yeux fermés, essayez de trouver les différents arômes, les odeurs boisées, fruitées, végétales, animales, florales, épicées ou fumées. Ce n'est pas facile du tout car on ne peut nommer que ce que l'on a déjà senti d'où la nécessité d'un certain apprentissage. Et si les émotions et les sensations vous gagnent, laissez-les monter et accueillez-les sans aucune crainte !

Enfin, ***mettez-le en bouche***, laissez vos papilles s'imprégner des différentes saveurs, essayez de les reconnaître, observez l'évolution de la texture en bouche et, surtout, n'oubliez pas de souffler doucement par le nez pour découvrir les arômes volatils. En deux mots « lâchez prise » !

Après le premier morceau, évaluez à nouveau la faim, l'envie de manger l'aliment et votre état émotionnel, puis continuez à déguster tant que la faim et l'envie de manger sont présentes. En général, la faim et l'envie de manger l'aliment diminuent plus ou moins rapidement et si la dégustation se déroule bien, l'état émotionnel s'améliore.

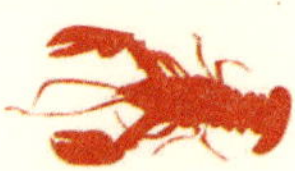

grâce à mes sens

Lorsque vous êtes bien à l'aise avec la dégustation, vous pouvez choisir de faire l'expérience avec un aliment plus problématique car c'est grâce à vos cinq sens que vous pourrez vous débarrassez des conflits alimentaires et entamer une véritable ***réconciliation***. La dégustation vous aide à empêcher le démarrage d'une compulsion par un aliment « déclencheur » parce qu'elle vous apprend à manger dans de bonnes conditions et à bien ressentir l'absence de plaisir gustatif lié au rassasiement.

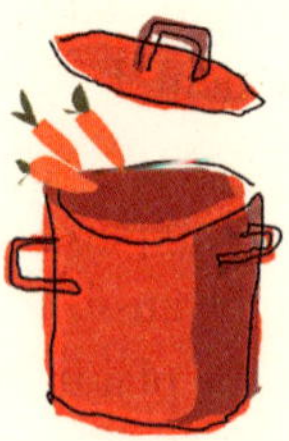

Plaisir de cuisiner, plaisir de manger

cuisiner

La meilleure façon de manger ce que l'on aime est… de le préparer soi-même ! Quand il n'y a plus de conflits avec les aliments et que tout est possible, puisque rien n'est interdit, quel bonheur alors de réinvestir sa cuisine ! Cuisiner, c'est à la fois le plaisir de faire à manger, de donner à manger, tout ***en offrant une partie de nous***, parce que l'on s'implique totalement. En cuisinant de nouveau régulièrement, vous prendrez pleinement conscience que le fait d'acheter des plats tout préparés vous prive de ce plaisir. Et oui, en matière de cuisine aussi, le plaisir de donner est parfois plus important que le plaisir de recevoir.

cuisine de tous les jours

Cuisiner au quotidien est parfois vécu comme une corvée, comme une tâche ingrate, parce qu'il faut trouver des idées, contenter tout le monde, faire les courses, nettoyer les ustensiles et ranger la cuisine. Vous finissez par ne plus voir que le côté négatif. Déjà, commencez par vous faire aider et par ***déléguer certaines tâches***, les courses par exemple. Oui, je sais, c'est difficile parfois au retour du magasin parce que ce n'est pas le bon paquet, la bonne marque, la bonne quantité, mais « lâchez prise » et voyez plutôt toutes les choses positives que vous avez pu faire à la place : lire, passer un coup de fil, prendre un bon bain ou vous reposer, tout simplement.

apprendre

Si vous avez eu la chance d'observer votre mère ou vos grands-mères préparer les repas, cuisiner est un acte relativement évident et naturel. Dans le cas contraire, il vous faut apprendre et on peut le faire à tout âge. Bien sûr, il existe des livres de cuisine mais rien ne vaut la pratique et si vous n'osez pas vous lancer seul, je vous conseille ***les ateliers de cuisine***. Il en existe pour les cuisiniers débutants, confirmés, pour les plats festifs, la pâtisserie, le chocolat, mais aussi pour les enfants. Transmettre notre savoir-faire culinaire à un enfant lui donne, en effet, un sacré bagage pour sa santé et sa vie sociale futures !

bon sens

Pour cuisiner « bon », il faut utiliser de bons produits. Pour cela, choisissez le plus possible des ***aliments frais, de saison, de terroir*** et les moins contaminés possibles par les engrais, les pesticides et autres traitements conservateurs. Le mieux est de travailler en direct avec les agriculteurs et les éleveurs soit à la ferme, soit par l'intermédiaire d'associations comme, par exemple, les A.M.A.P (Association pour le maintien de l'agriculture paysanne). Le prix revient intégralement au producteur, les produits sont moins chers car il n'y a pas d'intermédiaires et que ce sont des produits de saison. Les légumes sont frais car la plupart sont ramassés du matin et surtout c'est un moment précieux d'échanges et de rencontres auprès des producteurs. C'est donc « tout bon » pour les papilles, le porte-monnaie et la vie sociale !

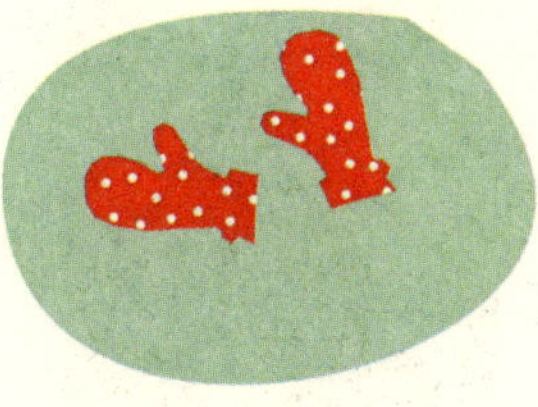

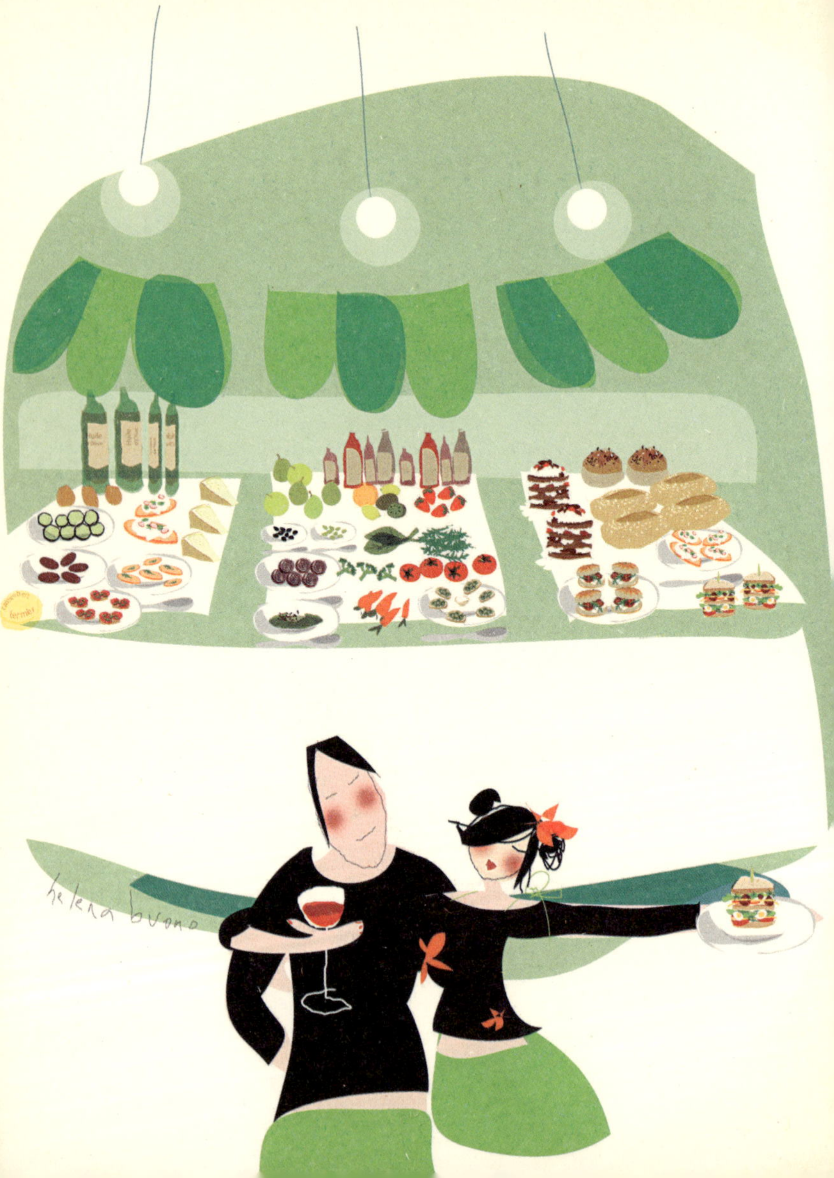
helena buono

Au menu : la paix avec les aliments

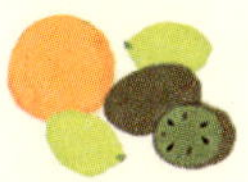

En entrée : déprogrammer les interdits

interdit = envie

C'est bien connu, ***l'interdit crée l'envie***, et pas seulement dans le domaine de la nourriture. Je prends souvent l'exemple suivant pour expliquer l'effet des restrictions alimentaires sur notre réaction psychique : si l'on défend à un enfant d'ouvrir un placard, il va s'empresser d'y aller à la première occasion, et ce, d'autant plus vite que notre ton aura été sévère. Le principe de tous les régimes amaigrissants est d'imposer des restrictions ou des modérations d'aliments ou de catégories d'aliments et cela vous donne l'envie de goûter au « fruit défendu ». L'un ne va pas sans l'autre malheureusement ! Et c'est bien pour cela que je suis ***contre*** toute notion de régime.

envie = frustration

Quand vous êtes au régime ou bien que vous « faites attention », l'envie de manger des aliments « interdits » est une véritable lutte, épuisante, qui peut même tourner pour certains à l'obsession. Ce ***contrôle*** fait monter en vous une frustration, d'autant plus grande que la restriction est importante.

La frustration est une émotion très puissante. Quand elle devient insupportable, vous « craquez », ce qui vous conduit à manger de façon compulsive, sans rapport avec un besoin physiologique réel, comme si vous deviez rattraper en une seule fois toutes les restrictions caloriques imposées depuis le début. Et plus les privations ont été fortes, plus les compensations seront importantes.
La frustration fait ***manger plus qu'il ne faut*** et la seule façon de ne pas être frustré est de ne pas ou ne plus se créer d'interdit alimentaire.

frustration = culpabilité

Malheureusement, ces pertes de contrôle, en plus de vous faire « ingurgiter » des aliments dont votre corps n'a pas besoin, sont trop souvent suivies d'un grand sentiment de culpabilité et de dévalorisation, « Je suis nul »,

« Je n'aurais pas dû », et ce d'autant plus que les compulsions ont été importantes. Le soulagement de cette culpabilité passe alors par de nouvelles restrictions, c'est ainsi que s'installent des troubles alimentaires liés aux régimes, avec l'alternance de contrôle et de perte de contrôle. La culpabilité vous ***restreint plus qu'il ne faut*** et la seule façon de ne pas culpabiliser est de supprimer toute frustration, donc là encore, toute notion d'interdit.

trouble du réconfort

Manger pour apaiser une émotion n'est pas un problème en soi. Quand on est bien régulé, on arrive à trouver le réconfort auprès de la nourriture tout simplement parce qu'on ne culpabilise pas. Mais si vous soulagez une émotion avec des aliments que vous aimez mais que vous considérez comme « interdits », la ***culpabilité*** sera forcément au rendez-vous avec tout ce qu'elle entraîne de négatif. Cela vous fera manger encore plus et vous empêchera de trouver du réconfort. C'est ce que l'on appelle le trouble du réconfort.

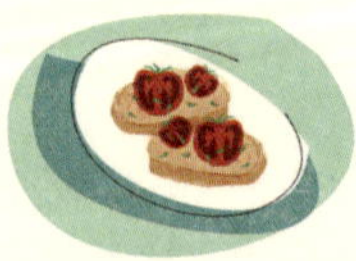

En plat de résistance : déprogrammer les croyances

les aliments amaigrissants n'existent pas

Il n'y a pas d'aliment amaigrissant ni d'aliment grossissant. Tous, sans exception, peuvent vous faire maigrir ou grossir. Cela ne dépend pas du nombre de calories contenues dans ces aliments mais de la ***quantité consommée*** en fonction de votre faim ; faim qui est directement liée aux besoins de votre corps et qui sera donc variable à chaque repas, d'un jour à l'autre, et surtout non prévisible.

pas de classement

Cette idée fausse des aliments grossissants ou amaigrissants conduit à leur classification en

aliments « interdits », « autorisés à volonté » et « autorisés modérément ». Et là, bienvenue dans la ***spirale infernale*** : interdit = envie = frustration = culpabilité.
Ce sont alors les émotions qui dominent et qui prennent le pas sur la régulation naturelle que l'on ne peut alors pas écouter. Cette croyance est aussi à l'origine de la peur de « craquer ».

manger entre les repas

L'interdiction de manger entre les repas vous pousse à manger même si vous n'avez pas faim. C'est une ***règle absurde***, que l'on retrouve dans la plupart des régimes mais aussi parfois dans les principes d'une alimentation équilibrée. Or, nous avons vu que certaines personnes font naturellement trois repas par jour, d'autres quatre ou cinq. Nous avons tous un rythme qui nous appartient, la quantité consommée au repas s'adaptant au jour le jour à nos besoins. S'empêcher de manger entre les repas fait naître en vous la peur d'avoir faim et vous pousse donc à manger régulièrement, mais trop.

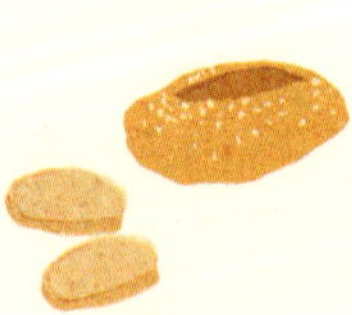

En dessert : le plaisir de manger de tout

à son rythme

Je vous conseille de réintroduire les aliments interdits à votre rythme. Plus vous avez de restrictions en tête, plus ce travail peut vous paraître insurmontable. Mais rassurez-vous, le plus dur est bien souvent de ***faire le premier pas***. Une fois la première expérience réussie et bien mémorisée, la suite se déroule beaucoup plus facilement car la confiance en vous sera de plus en plus grande contrairement à la charge émotionnelle des aliments qui le sera de moins en moins.

rester connecté

La réintroduction des aliments problématiques doit se faire en douceur, commencez donc par l'aliment qui vous fait le moins peur ou par celui qui vous manque le plus. Une fois que vous avez choisi l'aliment à tester, il faut vous mettre ***dans les meilleures conditions***, c'est-à-dire assis et au calme, afin d'être le plus en conscience possible et de rester « connecté » grâce à la mastication et à la dégustation.

Les ***émotions*** sont souvent très fortes à ce moment-là, en particulier la peur de « craquer ». Rassurez-vous, si vous allez au-delà de votre rassasiement, ce n'est pas grave, cela arrive fréquemment au début avec les aliments déclencheurs. Surtout, restez bien « en conscience » car même si la sensation est désagréable, c'est la seule façon de mémoriser le « trop » et donc de manger moins la fois suivante. Rappelez-vous, c'est grâce aux expériences antérieures, bonnes ou mauvaises, que l'on affine sa régulation.

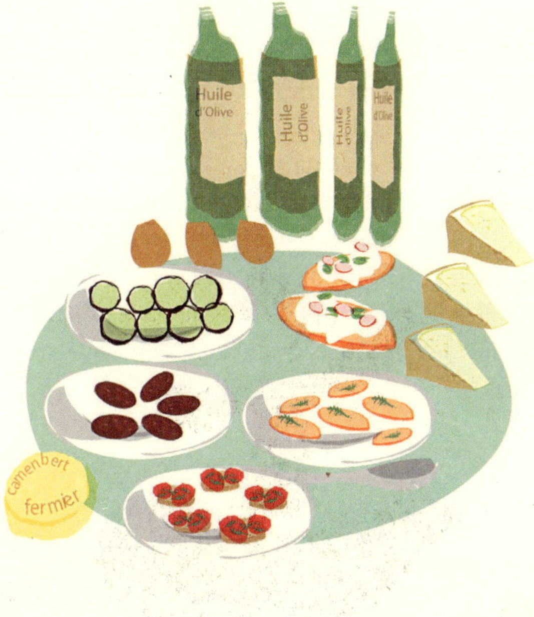
Huile d'Olive
Huile d'Olive
Huile d'Olive
Huile d'Olive
camenbert fermier

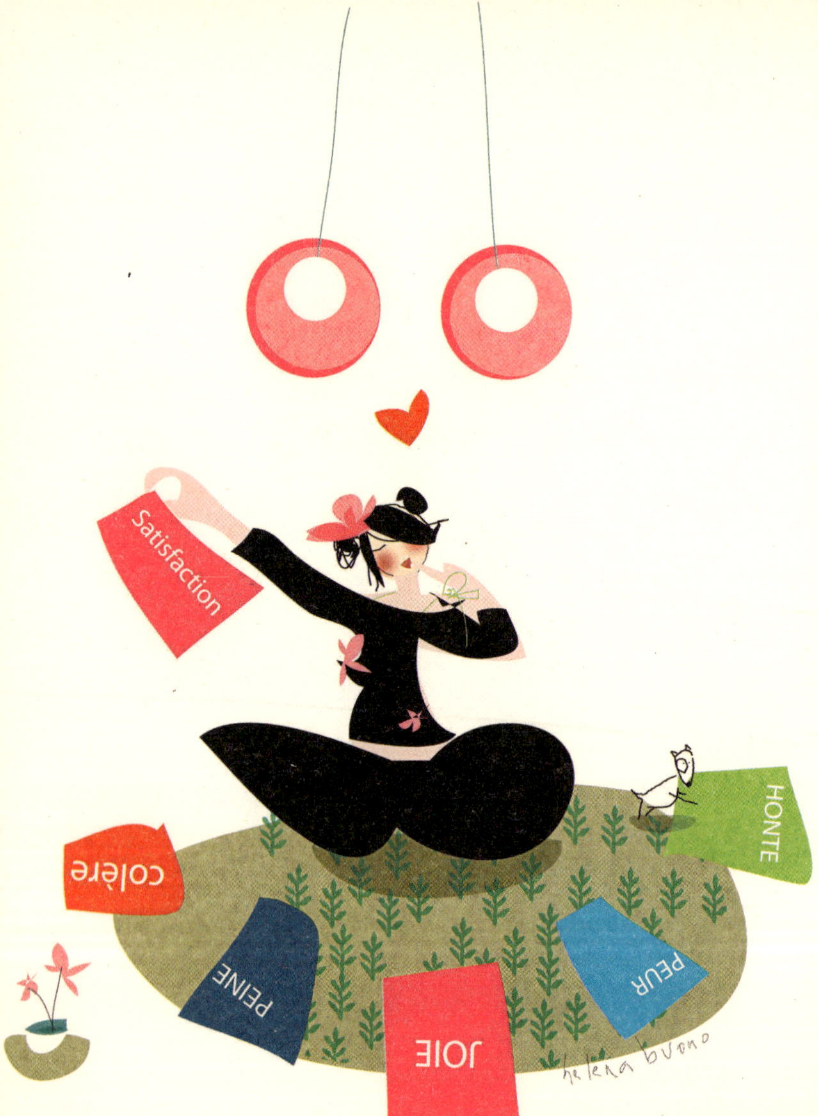
Satisfaction
colère
HONTE
PEINE
JOIE
PEUR
helena buono

La langue des émotions

Ces émotions qui nous gouvernent

vous avez dit émotion ?

Une émotion est un phénomène qui arrive ***brutalement***, sans prévenir et nous bouleverse intérieurement. Les modifications physiologiques se repèrent assez facilement : la respiration change, les battements cardiaques s'accélèrent, on peut ressentir aussi des tensions et des spasmes musculaires. Notre façon de penser est différente, on se laisse envahir et déborder par des pensées agitées qui nous font perdre notre objectivité.

L'émotion nous incite à agir ou à réagir : face à une situation agressive, par exemple, trois attitudes sont possibles – se battre, fuir ou être pétrifié (en anglais, les fameux trois « F » : *fight*, *flight* ou *freeze*), ***ensuite seulement on réfléchit***, ce qui permet d'évaluer la situation dans sa réalité et d'ajuster son comportement.

diverses et variées !

Les émotions font peur, tout simplement parce que ***nous les connaissons mal***. En consultation, je travaille de différentes façons avec mes patients pour identifier les émotions. Le plus souvent, c'est au cours de l'échange verbal qu'elles s'expriment, par ce qui est dit mais aussi par la façon de le dire.

Parfois, quand les difficultés alimentaires sont vraiment importantes, je leur propose de rédiger un ***cahier alimentaire*** où seront notés les repas mais surtout les sensations avant, pendant, après le repas, les bons et les mauvais moments, comme pour un journal intime.

Les émotions sont très nombreuses, certaines sont ***négatives*** comme la peur, la tristesse, la colère, la contrariété, le regret, l'envie, la jalousie, l'anxiété, le stress, le dégoût, la honte et la culpabilité. D'autres sont ***positives*** comme la joie, l'espoir, le soulagement, la gratitude, la compassion et l'amour. La surprise est un peu à part car, selon les circonstances, elle peut être vécue de façon positive ou négative.

gérer ses émotions

Il est très important de bien ressentir et de reconnaître les émotions, afin de pouvoir les accepter. Oui, oui, je sais, c'est plus facile à dire qu'à faire ! C'est pourquoi je vous propose ***différentes méthodes*** pour vous permettre de mieux « dégonfler » vos émotions et modifier ainsi votre comportement.

faites-vous aider

Apprendre à gérer ses émotions étant particulièrement difficile pour certains – rappelez-vous que nous sommes tous différents et inégaux –, vous aurez peut-être besoin d'être aidé par un professionnel dans cette démarche. Ne voyez aucune honte à cela ! Apprendre à changer un pneu crevé est beaucoup plus facile que d'apprendre à gérer une émotion car cela est du domaine de l'affectif ! Et plus la gestion de l'émotion se fait ***rapidement***, moins vous risquez qu'une nouvelle ne vienne « s'empiler » aux autres, en vous laissant l'impression d'être totalement submergé.

soulager

Il existe bien sûr un lien entre les émotions ressenties et notre comportement face aux aliments. Quand on ressent une souffrance émotionnelle, on cherche naturellement à la soulager, et la nourriture est un moyen universel, inné et facile pour ***se faire du bien***. Manger apaise, manger sucré réconforte affectivement, mais seulement si on ne se sent nullement coupable.

sensibilité

Ce sont les personnes les plus sensibles et les plus démunies face aux situations difficiles et aux émotions négatives, bref, les plus ***fragiles,*** qui ont le plus facilement des troubles alimentaires et donc des problèmes de poids. La seule façon pour elles de ne plus souffrir, est de se déconnecter complètement de leur corps, ce qui rend le travail sur les sensations et les émotions plus difficile.

Il est donc essentiel de réussir à vous reconnecter. Alors, si vous vous sentez surmené, si vous pleurez pour un rien, si vous sursautez au moindre bruit, si vous avez la « boule au ventre » toute la journée et surtout si vous venez de vivre un événement douloureux, ne laissez pas traîner les choses. Il est grand temps de ***vous occuper de vous***, à la fois de votre corps et de votre tête, et d'acquérir de bonnes techniques afin de gérer vos émotions autrement qu'en mangeant. Alors, enfin, vous retrouverez la paix intérieure, la forme physique, avec en prime aussi votre fameux poids d'équilibre !

bon à penser

Claude Lévi-Strauss disait : « Il ne suffit pas qu'un aliment soit bon à manger, il faut aussi qu'il soit bon à penser. » Si en mangeant un aliment, vous ressentez de la culpabilité, de la honte, de la colère ou de la peur, vous voilà complètement chamboulé. Si vous voulez nourrir votre corps et votre esprit dans la sérénité et le bonheur, pensez d'abord du bien de vos aliments, et seulement du bien. Croyez qu'ils vous apportent joie et espoir car c'est tout de même en mangeant de ***bons aliments*** que vous retrouverez votre poids d'équilibre. Alors, en route !

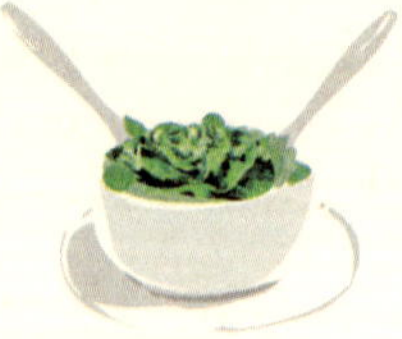

Vade-mecum de la gestion des émotions

rire

Le rire nous fait du bien et nous aurions tort de nous en priver. « Le rire est le plus court chemin entre deux personnes », disait Charlie Chaplin. C'est un moyen de communication ancestral, d'ailleurs, les bébés rient bien avant de prononcer leurs premiers mots. Le rire est l'antidote le plus facile et le plus économique contre le stress et la déprime. Il libère des ***endorphines***, véritables molécules du bonheur, qui apaisent le corps, apportent du bien-être, relâchent les muscles tendus et libèrent l'esprit de ses préoccupations. Alors n'hésitez pas, riez !

loisir

La pratique d'un loisir est indispensable à un ***bon équilibre de vie***. J'insiste beaucoup auprès de mes patients pour qu'ils trouvent et reprennent rapidement une activité à eux et qui leur fait du bien. Ce n'est pas forcément une activité physique, on peut « se vider la tête » en faisant de la peinture, de la poterie, du chant, du piano et plein d'autres choses encore. Cette activité doit se faire absolument dans le plaisir et si, en plus, c'est l'occasion d'une partie de franche rigolade, c'est encore mieux !

respirer

Une respiration de qualité, c'est-à-dire basse ou abdominale et profonde, est le premier pas vers le « ***lâcher prise*** ». Marqués par notre culture du « tiens-toi droit » et « rentre le ventre », nous avons développé une respiration haute, ou thoracique, et superficielle. Le ventre rentré et le diaphragme remonté restreignent la quantité d'oxygène apportée dans le sang à chaque inspiration et « sous-alimentent » le corps et l'esprit.

L***a respiration abdominale***, qui est la respiration spontanée de tous les nouveaux nés, est une respiration par le ventre. À l'inspiration, le ventre se dilate comme un ballon par un relâchement du diaphragme et laisse ainsi un volume d'air plus important aux poumons qui se remplissent et s'ouvrent. À l'expiration, le thorax se resserre, se rétrécit, le ventre se creuse alors, chassant l'air vers l'extérieur. C'est en apprenant à respirer ainsi que l'on inspire une plus grande quantité d'air. Le corps entier se trouve ainsi davantage oxygéné et il fonctionne mieux.

Pour commencer, je vous conseille de faire chaque soir, ***avant de vous endormir***, une dizaine de respirations abdominales. Au début, mettez vos mains sur votre ventre pour bien sentir les montées et les descentes, laissez-vous bercer et vous vous endormirez alors… comme un bébé…

relax

Le principe de la relaxation est de permettre le ***relâchement des tensions musculaires***, ce qui induit en même temps un relâchement des tensions émotionnelles. Les différentes méthodes ont toutes en commun la maîtrise de la respiration abdominale, qui est au cœur de tout processus et de toute méthode de relaxation. Les techniques sont nombreuses : training autogène de Schultz, relaxations de Jacobson ou de Vittoz, hypnose ericksonnienne, sophrologie… auxquelles on peut rajouter les approches psychocorporelles.

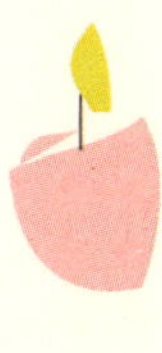

Elles permettent de ***prendre conscience*** de votre corps, d'améliorer la confiance en vous et aussi la relation à l'autre et vous amènent progressivement au « lâcher prise » nécessaire pour revenir sur le chemin de la régulation alimentaire. Ce sont des outils merveilleux, très efficaces et très puissants mais pas du tout anodins, c'est pour cela que vous ne devez les pratiquer qu'avec des thérapeutes compétents et confirmés.

parler

Toutes les thérapies verbales comme la psychothérapie classique, familiale, comportementale et cognitive, la psychanalyse ou les thérapies brèves permettent de déposer vos émotions. Dire les choses est essentiel et il faut ***trouver le bon thérapeute***, celui auquel vous avez envie de vous confier et qui vous accompagnera dans votre progression et votre évolution personnelle. Les premières séances sont parfois un peu déstabilisantes avec l'impression de « nager en eaux troubles » mais persévérez et vous vous sentirez ensuite de mieux en mieux au cours des séances.

s'affirmer

Apprendre à s'affirmer permet d'exprimer ses pensées, ses émotions, ses besoins et ses limites, tout en restant à l'écoute de l'autre. L'affirmation de soi est une manière de dire à votre entourage ce que vous ressentez et ce que vous voulez, tant en paroles qu'en gestes. On apprend à ***se respecter soi-même*** et à respecter l'autre, ce qui améliore l'estime de soi et les échanges relationnels.

Un comportement affirmé a bien des avantages, il permet de se libérer des émotions en les exprimant, d'obtenir plus facilement ce que l'on demande et de ***mieux communiquer*** avec les autres. L'apprentissage se fait le plus souvent par des jeux de rôle avec un thérapeute, en face à face ou en groupe, le but étant de simuler des situations problématiques afin de réussir à les surmonter. Vous apprenez ainsi à refuser le sempiternel déjeuner dominical chez votre belle-mère, à accepter un compliment, ou tout simplement à ***dire non***. Ces ateliers pratiques sont parfois pertubants au début mais ils sont très utiles et gratifiants par la suite pour toutes les situations de la vie et pas seulement pour les questions alimentaires.

médecines douces

Il existe toutes sortes de médecines douces et les praticiens peuvent aussi vous aider dans la ***gestion du stress*** et des émotions. L'homéopathe vous soigne en fonction de votre tempérament et de votre terrain avec des remèdes obtenus par dilution ; le phytothérapeute utilise les plantes en infusion, en décoction, en gélules ; le nutrithérapeute corrige votre alimentation et, si besoin, vous donne des compléments alimentaires ; l'acupuncteur se sert d'aiguilles et aussi des plantes chinoises ; le naturopathe a à sa disposition de nombreuses méthodes naturelles pour vous aider ; l'aromathérapeute, lui, utilise les huiles essentielles ; l'ostéopathe va vous rééquilibrer en douceur avec ses mains.

Mais, là aussi, toutes ces médecines, aussi douces soient-elles, doivent être pratiquées par ***des professionnels sérieux et compétents***.

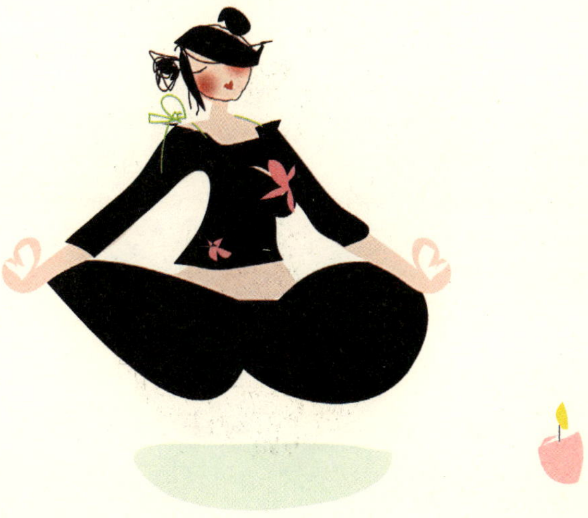

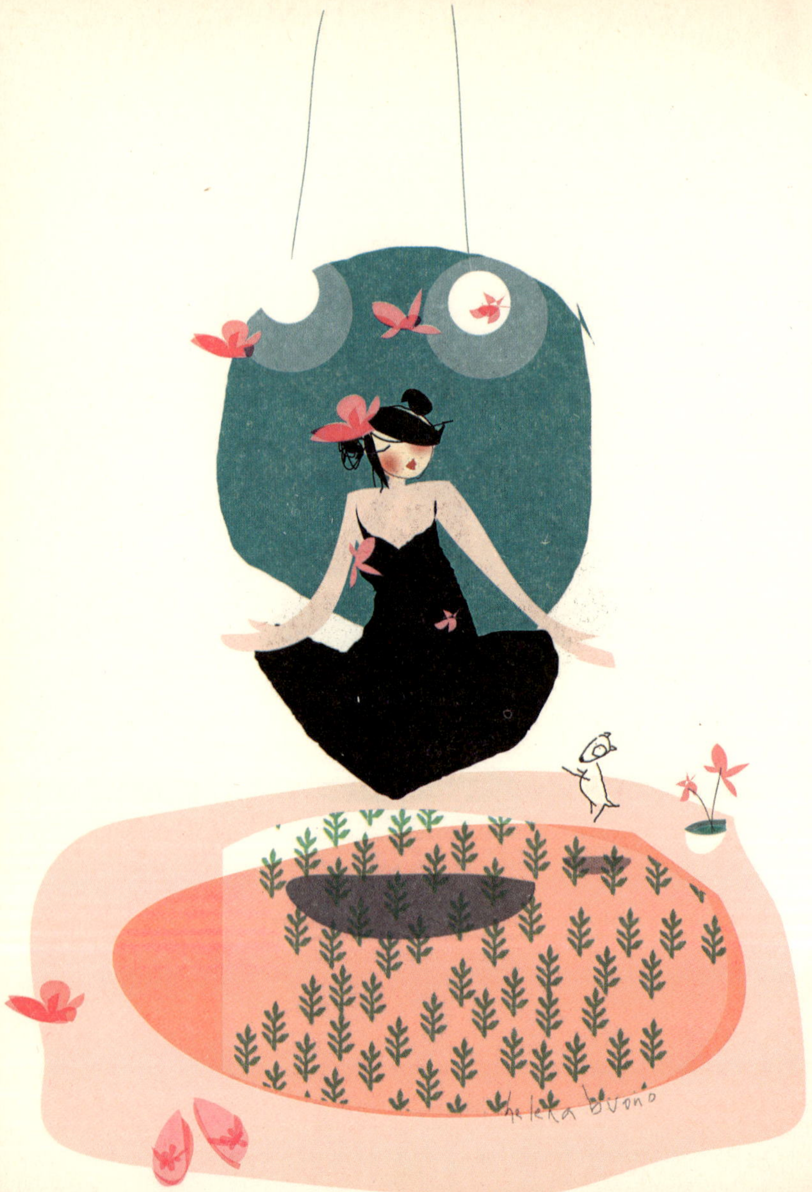
helena buono

Pas
de panique

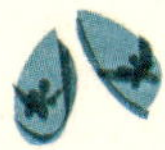

Assumez vos préférences !

mes saveurs préférées

J'entends souvent en consultation : « C'est terrible comme j'aime le sucré ! » ou encore « Le salé fait moins grossir ». Voilà de bons exemples d'idées reçues et absolument fausses ! Que l'on aime la charcuterie ou les desserts ou bien les deux, ce n'est qu'***une question de régulation***. Tant que vous mangez la quantité de fromage ou de gâteau au chocolat correspondant à votre faim, tout va bien. Et surtout, si vous avez une attirance pour les aliments sucrés, ne les fuyez pas et encore pire ne les supprimez pas, cela ne ferait qu'aiguiser votre tentation à les manger et la culpabilité à les aimer.

mes aliments préférés

Il est important de manger les aliments qui nous procurent le plus de plaisir et les différents régimes ont parfois fait disparaître vos préférences alimentaires. Un exemple typique est celui des pâtes, que tout le monde ou presque apprécie, mais à force de se persuader qu'elles font grossir, on finit aussi par se persuader qu'on ne les aime plus. Or, dès que vous les mangez sans aucune appréhension, revient alors ***le plaisir gustatif d'antan***, que vous aviez bien enfoui tout au fond de vous. Il faudra donc faire un certain nombre de « vérifications pratiques » pour déterminer quels sont vos aliments réellement préférés.

mon ou mes repas préférés

Il faut arriver à retrouver votre propre rythme alimentaire. À force de suivre les consignes dictées par tel ou tel régime : petit déjeuner obligatoire, déjeuner copieux et dîner léger, vous ne savez plus vraiment où vous en êtes. Or, il n'y a que vous qui puissiez dire si vous avez vraiment faim au saut du lit ou si c'est devenu une habitude. Un conseil pour vous aider : essayez de retrouver le ***souvenir de votre rythme*** quand vous étiez plus jeune, cela vous donne parfois une bonne indication.

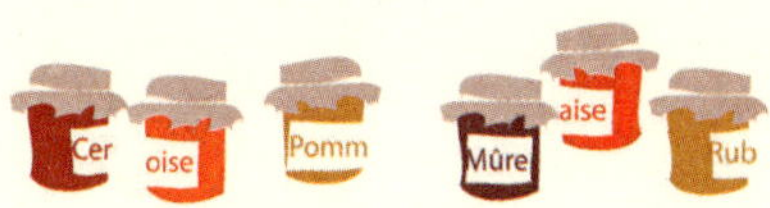

Passez les obstacles !

les aliments déclencheurs

Si vous sentez que vous pouvez encore « craquer » sur un aliment autrefois classé dans vos « interdits » simplement en le regardant ou en le sentant… c'est que sa ***charge émotionnelle*** est encore très forte et qu'il reste encore un peu de notion d'interdit ! Continuez à bien le déguster « en conscience » afin de diminuer les tensions et vous verrez que le calme émotionnel et sensoriel reviendra progressivement et définitivement.

coup de pompe

Il existe des moments dans la journée où l'on peut ressentir un coup de pompe, vers 14 h ou 17 h par exemple. Cette baisse d'énergie n'est pas forcément psychologique. Elle peut être aussi physiologique, en lien avec une baisse naturelle de sécrétion de certaines hormones ou de certains neuromédiateurs. Alors, au lieu de manger pour essayer de vous redonner du « peps », optez pour une ***petite sieste*** après le repas ou un temps de repos vers 17 h, car contrairement à ce que l'on dit, cela n'a jamais fait grossir !

les moments difficiles

Le retour à la maison après la journée de travail est souvent difficile parce que vous vous sentez seul, parce que vous décompressez et puis aussi parce qu'une deuxième journée commence : le goûter puis le bain des enfants, les lessives, le repassage, le repas à préparer… Manger est souvent un ***refuge*** pour les femmes, alors commencez par vous asseoir et demandez-vous si ce que vous ressentez correspond à la faim, à la fatigue ou aux deux. Si vous êtes en hypoglycémie, manger vous redonnera du tonus – là, pas de problème. En revanche, si vous êtes fatiguée, manger sans faim vous épuisera encore plus en vous empêchant de maigrir. Alors reposez-vous, même cinq petites minutes allongée, cela peut suffire.

cycle féminin

Aïe, quelle période difficile pour de nombreuses femmes, ces quelques jours précédant les règles ! C'est le fameux ***syndrome prémenstruel*** avec son cocktail de symptômes physiques (ventre gonflé, seins tendus, dos douloureux, acné, fatigue, maux de tête…) et comme si cela ne suffisait pas, de symptômes émotionnels (humeur changeante, irritabilité, dépression, déprime…). Et bien sûr, n'oublions pas ces fréquentes fringales de sucré et de salé, doublées d'une augmentation franche de l'appétit. Puis tout ceci disparaît à l'arrivée des règles, aussi vite que c'est arrivé. Cette hypersensibilité aux fluctuations hormonales augmente avec le stress, le manque de sommeil, les excès d'excitants comme la caféine et l'alcool et les carences en micronutriments. L'amélioration passe par une meilleure hygiène de vie et de bonnes habitudes alimentaires comme je vous l'indique dans cet ouvrage.

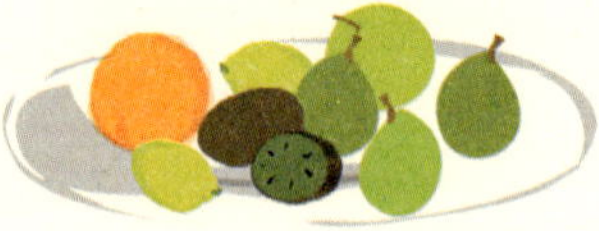

Quand est-ce qu'on mange ?

si je n'ai pas faim...

Souvent, lorsque vous n'avez pas faim, vous avez peur de ne rien manger. En effet, les régimes que vous avez pu faire auparavant vous mettent à la fois dans la peur de manger et dans celle de ne pas manger. Mais là, vous avez plutôt peur d'avoir ***faim plus tard*** si vous ne mangez pas à un repas. Or, c'est en mangeant continuellement sans faim que vous grossissez ou que vous n'arrivez pas à perdre. Quand on n'a pas faim, il ne faut pas manger. Oui, c'est vrai, vous pouvez avoir faim quelques heures plus tard, mais à ce moment-là, vous découvrirez que manger avec appétit vous procure énormément de plaisir. Peut-être n'aurez-vous pas faim plus tard, et c'est ainsi que vous pourrez enfin déstocker les kilos en trop.

si je ne mange pas

Ne pas avoir faim est parfois ***angoissant*** mais moins manger ou ne pas manger à un repas ne peut pas vous rendre malade. Cette peur révèle toutefois notre dépendance vis-à-vis de la nourriture ! Cela signifie simplement que votre corps a besoin de déstocker les kilos superflus et c'est à ce moment-là que les besoins spécifiques, vous demandant tel ou tel nutriment, vont jouer pleinement leur rôle. Parfois, cette peur vient du souvenir douloureux de la maladie d'un proche qui a maigri car il ne mangeait pas. En parler simplement peut suffire mais parfois cela nécessite un travail plus profond sur la maladie et le deuil avec l'aide d'un thérapeute.

si j'ai faim à des heures décalées

Avoir du mal à caler ses besoins sur les horaires des autres arrive parfois au début quand vous commencez à ne manger que lorsque vous avez faim. Heureusement, cela ne dure jamais très longtemps car votre aptitude à la vie sociale va reprendre le dessus. En vous donnant un peu de temps, vous pourrez à nouveau adapter la quantité consommée au repas précédent pour avoir faim en même temps que les autres, tout comme vous l'avez fait enfant. En effet, des premières bouillies jusqu'au moment où vous avez commencé à prendre vos repas en famille, vous avez progressivement appris à avoir faim en même temps que les autres, c'est cet ***apprentissage*** qu'il faut refaire.

Termine ton assiette !

je m'oblige à finir mon assiette

Si vous finissez toujours votre assiette et que vous êtes à votre poids de forme, c'est que vous évaluez bien votre faim avant de vous servir et que les quantités sont parfaitement adaptées à vos besoins. Au contraire, si vous êtes en surpoids et que vous avez l'habitude de toujours finir votre assiette, voire même celle des autres parfois (!), c'est que l'idée de laisser ou de jeter vous est insupportable.

C'est donc votre estomac qui remplace la poubelle. Cela peut venir bien sûr de l'éducation avec la fameuse phrase « Finis ton assiette ! » de la part du père, de la mère ou des deux, ou peut-être avez-vous souffert de la faim pendant votre enfance. On peut aussi avoir cette attitude, malgré l'abondance alimentaire actuelle, après un régime restrictif car toute privation, volontaire ou involontaire, fait naître cette peur de manquer qui vous fait toujours laisser une assiette « nickel » !

je n'aime pas le gaspillage

Moi non plus, mais ce n'est pas pour ça que je finis mon assiette quand je n'ai plus faim ! Finir votre assiette ne permettra pas de nourrir l'enfant qui souffre de la faim. C'est terrible à dire et on le sait tous, une partie du monde meurt de faim, une autre se bat pour maigrir ou ne pas grossir. Alors, estimez à la ***baisse les quantités*** que vous préparez pour éviter le gaspillage, car lorsque l'on est dans la peur de manquer, on a tendance à cuisiner pour dix alors que l'on est deux ou trois à table ! Et, s'il y a trop, apprenez à utiliser les restes.

je déteste les restes

S'il reste vraiment trois bricoles dans votre assiette et que vous ne pouvez rien en faire, jetez-les ***tout de suite*** au lieu de les mettre dans une boîte plastique car ils finiront de toute façon à la poubelle, mais ce sera plus facile pour vous car d'ici quelques jours, ils seront moisis ! Si les restes sont plus importants, sachez que la plupart des aliments se gardent facilement au réfrigérateur ou au congélateur pour être ensuite recyclés. Un reste de légume peut être utilisé en salade ou dans un risotto, un reste de viande peut être congelé et être utilisé dans une bolognaise, un reste de poisson avec de la purée peuvent devenir des croquettes, on peut faire du pain perdu avec les restes de brioche ou de pain… En plus, il existe des tas de livres de recettes pour bien utiliser les restes, c'est très à la mode !

je donne les restes au chien

Alors là, ***surtout pas***… Faites-moi plaisir, quand vous n'avez plus faim et que vous n'arrivez pas à mettre à la poubelle, ne le donnez pas non plus à votre chien. Non seulement il n'est pas plus la poubelle que vous, et en plus c'est lui qui grossira à votre place !

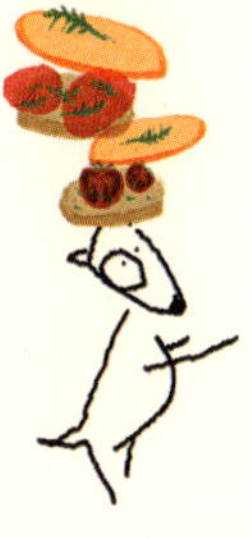

Vous en reprendrez bien encore ?

j'ai l'impression d'avoir encore faim

Quand, au début, vous commencez à bien ressentir l'absence de plaisir gustatif, vous pouvez avoir l'impression d'avoir encore faim, tout simplement parce que vous n'avez aucune ***sensation physique*** d'estomac ou de ventre tendu, juste le signal sensoriel du rassasiement par les papilles gustatives. Ce n'est qu'une dizaine de minutes après la fin du repas que la sensation de réplétion arrive et vous rassure. Cette impression d'avoir encore faim va progressivement se transformer en la sensation d'avoir mangé juste ce qu'il faut, ni trop, ni pas assez. Alors, attendez juste un peu !

je n'arrive pas à m'arrêter

La peur de ne pouvoir s'arrêter est toujours plus ou moins présente tant que persistent encore quelques notions d'interdit, qui ne partiront qu'au fur et à mesure des expériences positives et rassurantes que vous aurez vécues avec les aliments à risque. Mais surtout, cette peur ne disparaîtra complètement que lorsque vous percevrez parfaitement le ***rassasiement***, qui est, lui, plus difficile à ressentir parce qu'il dépend complètement de la sensation de faim et du plaisir des premières bouchées. Plus vous démarrerez un repas en ayant faim, plus le plaisir sera grand et plus la diminution puis la disparition de ce plaisir amenant au rassasiement seront évidentes. Et quand la bouchée en trop vous laissera une sensation de dégoût, ce sera gagné !

je suis parfois obligé de manger sans avoir faim

Et oui, cela arrive, lors d'un repas de famille, d'un repas d'affaires, pour un goûter d'anniversaire…
Il existe réellement des moments où il vous est difficile voire impossible de refuser. Dans ces cas-là, ne prenez qu'une petite quantité de chaque plat, qu'un petit morceau de gâteau, laissez dans l'assiette si c'est possible et si vous vous en sentez capable. Le côté positif dans cette situation est qu'elle vous fait découvrir que manger sans avoir faim ne procure vraiment ***aucun plaisir*** et vous ressentirez peut-être le dégoût, qui vous aidera par la suite à vous arrêter à la bouchée près.

Que faire si…

… j'ai toujours faim

Si vous avez l'impression d'avoir toujours faim, malgré un surpoids, c'est que vous avez encore du ***mal à distinguer*** la vraie faim qui est un besoin d'énergie avec la fausse faim qui permet de soulager une émotion douloureuse. Ce n'est pas facile au début car les signes physiques sont les mêmes : sensation de vide, de creux, fatigue… En revanche, votre attitude envers la nourriture est différente. Pour savoir si vous avez réellement faim, pensez à un plat que vous n'aimez pas vraiment, par exemple une barquette de frites molles et tièdes ou un plateau repas d'hôpital refroidi ! Si cela vous attire quand même, c'est que vous avez réellement faim.

La faim n'est ***pas spécifique d'un aliment*** et vous rend capable de manger, avec un certain plaisir en plus, des choses que vous appréciez moyennement, le but étant de refaire le plein de carburant. Si rien ne vous tente à part le sucré, c'est que vous n'avez pas faim, alors détendez-vous et faites-vous plaisir autrement qu'en mangeant.

... je n'ai jamais faim

Ne pas ressentir de ***sensations physiques*** de faim ne veut pas forcément dire que vous n'avez pas faim. Le plus simple pour le savoir est de se poser la question « Qu'est-ce que j'ai envie de manger ? ». Si vous arrivez à répondre rapidement et que vous pouvez même envisager de manger, comme précédemment, des aliments que vous n'appréciez que modérément, alors vous avez faim. Par contre, si vous n'avez pas faim, vous aurez du mal à trouver ce qui vous ferait ***plaisir*** et les premières bouchées ne vous procureront que peu ou pas du tout de plaisir.

... je ne sais pas si j'ai faim

Parfois, il vous est difficile de savoir si vous avez faim ou non et cela peut même arriver à une personne régulée. Il nous arrive, en effet, de ***confondre*** nos sensations alimentaires avec d'autres sensations physiques comme la fatigue, le froid ou le sommeil. Le meilleur test est alors celui des papilles. Mettez-vous dans de bonnes conditions, assis à table et « en conscience », prenez une bouchée de l'aliment choisi et guettez le plaisir gustatif des premières bouchées. Si vous avez du plaisir, alors continuez, sinon arrêtez-vous.

... j'ai faim entre les repas

Et bien, vous mangez bien sûr et surtout mangez ce qui vous attire à ce moment-là. Si votre organisme réclame entre les repas, que ce soit régulièrement ou ponctuellement, c'est qu'à cet instant précis, il a un besoin spécifique ou un ***besoin d'énergie***. Et ce n'est qu'en écoutant vos signaux internes que vous saurez ce que vous devez manger.

... j'ai du mal à manger lentement

Vous pouvez manger vite simplement par (mauvaise) habitude mais cela vient souvent de la peur de voir disparaître les aliments, comme si le repas que vous êtes en train de faire était le dernier de votre vie. Là encore, cela vient des restrictions alimentaires et de la notion d'aliments interdits. Repérez la personne qui mange le plus lentement à votre table et essayez de vous aligner sur son rythme. S'il le faut, posez de temps en temps vos couverts pendant le repas et respirez profondément pour tenter de retrouver un certain ***calme intérieur***.

Même
s des
rtains
r.
es
le,
s de

PET

Ne m

Avant le rep

Recentrez-v
les ali

Asseyez-vous p
et su

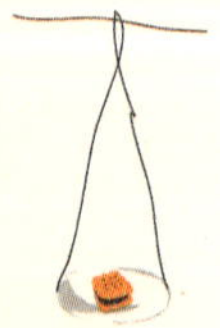

… la famille a des goûts différents

Aïe, quel casse-tête parfois de composer des menus variés et qui plaisent à tous. Parfois, les enfants en profitent aussi pour nous faire tourner en bourrique. Même si nous avons chacun des goûts différents, il y a toujours des aliments appréciés de tous. Mais il faut accepter que certains jours, il y ait au menu un plat moins agréable à manger. Le secret pour éviter une rébellion : associez toujours les aliments difficiles à faire passer, les légumes par exemple, à une « ***valeur sûre*** » comme les pâtes ou les pommes de terre, ce sera ainsi moins la soupe à la grimace !

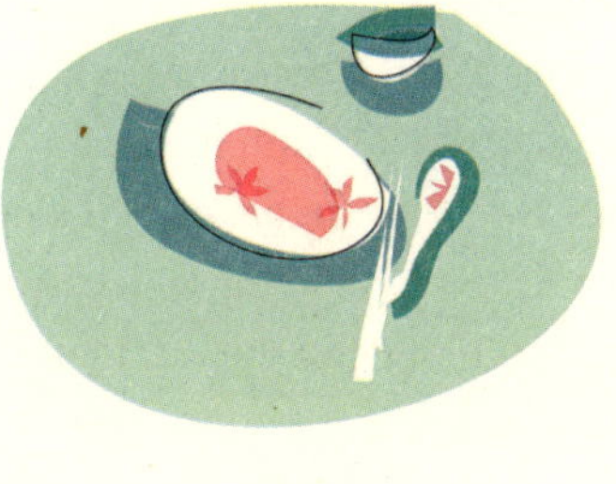

10 ET 1 PETITS SECRETS

1

Ne mangez que si vous avez faim.

2

Avant le repas, octroyez-vous quelques instants et détendez-vous.

3

Recentrez-vous sur votre corps et choisissez les aliments qui vous font plaisir.

4

Asseyez-vous pour manger, sans rien faire d'autre et surtout sans la télévision.

5

Mastiquez.

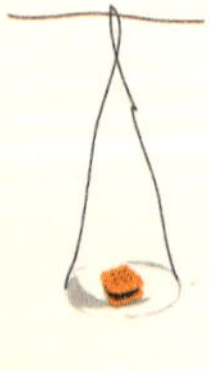

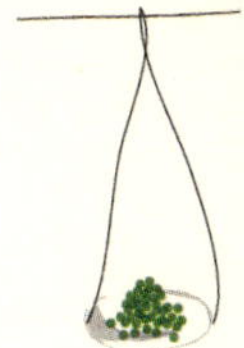

6

Mangez lentement.

7

Dégustez et savourez.

8

Découvrez le plaisir gustatif
des premières bouchées.

9

Guettez la diminution du plaisir gustatif
et arrêtez quand il a disparu.

10

Appréciez comme c'est agréable
d'avoir mangé bon et juste ce qu'il faut !

PLUS 1

Et surtout, ne ratez jamais une occasion de rire
et de partager votre bonheur !!!

VOS SECRETS À VOUS

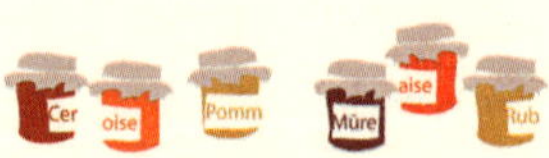

VOS SECRETS À VOUS

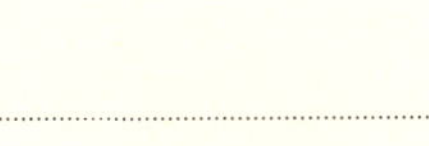

VOS SECRETS À VOUS

Index

A

B

C

D

E

H

P

T

V

Y

Z

REMERCIEMENTS

J'ai écrit ce livre avec un immense plaisir et je le dois à l'expérience acquise en consultation auprès de mes patients depuis 20 ans. Grâce à eux, à leurs questions et leurs difficultés, je me suis perpétuellement remise en question. J'ai beaucoup lu, cherché, potassé, interrogé, écouté pour trouver des réponses et des solutions. Alors mille mercis à vous tous qui m'avez fait confiance durant toutes ces années.

Je voudrais aussi remercier les personnes qui me sont chères et qui ont supporté mon éloignement, mes silences et mes variations d'humeur durant ces mois d'écriture passionnante et passionnée. Je pense tout particulièrement à Ayrton et Patrick.

Un petit clin d'œil à mon amie Irène, car les premières lignes de ce livre ont été écrites chez elle, sur l'île de Boipeba au large de Salvador de Bahia. Est-ce le Brésil, ta confiture de piment ou les caïpirinhas qui ont été une si bonne source d'énergie et d'inspiration ?

Un grand merci aux Éditions Prat et à toute l'équipe qui a travaillé à la réalisation de ce livre, avec une mention particulière à Isabelle Rodière-Schmit.

Je dédie ce livre à ma mère, une « vraie » maman toujours présente et remplie d'amour, et bien sûr à mon père, qui ne quitte jamais mes pensées et mon cœur.

L'auteur

Hélène Lemaire, diététicienne nutritionniste, est installée en libéral à Marseille depuis 20 ans. Formée en sophrologie et aux thérapies comportementales et cognitives, elle est aussi formatrice et enseignante, notamment en école de naturopathie, d'ostéopathie et auprès de sages-femmes.
Elle pratique une approche nutritionnelle globale et personnalisée qui prend en charge les problèmes de nutrition, mais aussi la gestion des émotions, la prise de conscience du corps pour arriver à allier plaisir de manger, sans tabous ni culpabilité, et bonne santé.

L'illustratrice

Helena Buono est une illustratrice française établie en Belgique. Elle expose à Bruxelles, Paris, Milan et Tokyo et travaille régulièrement pour la presse, l'édition, la publicité et les institutions. Passionnée de nutrition et de bien-être, cette collaboration lui permet d'illustrer l'un de ses thèmes de prédilection : la nourriture.